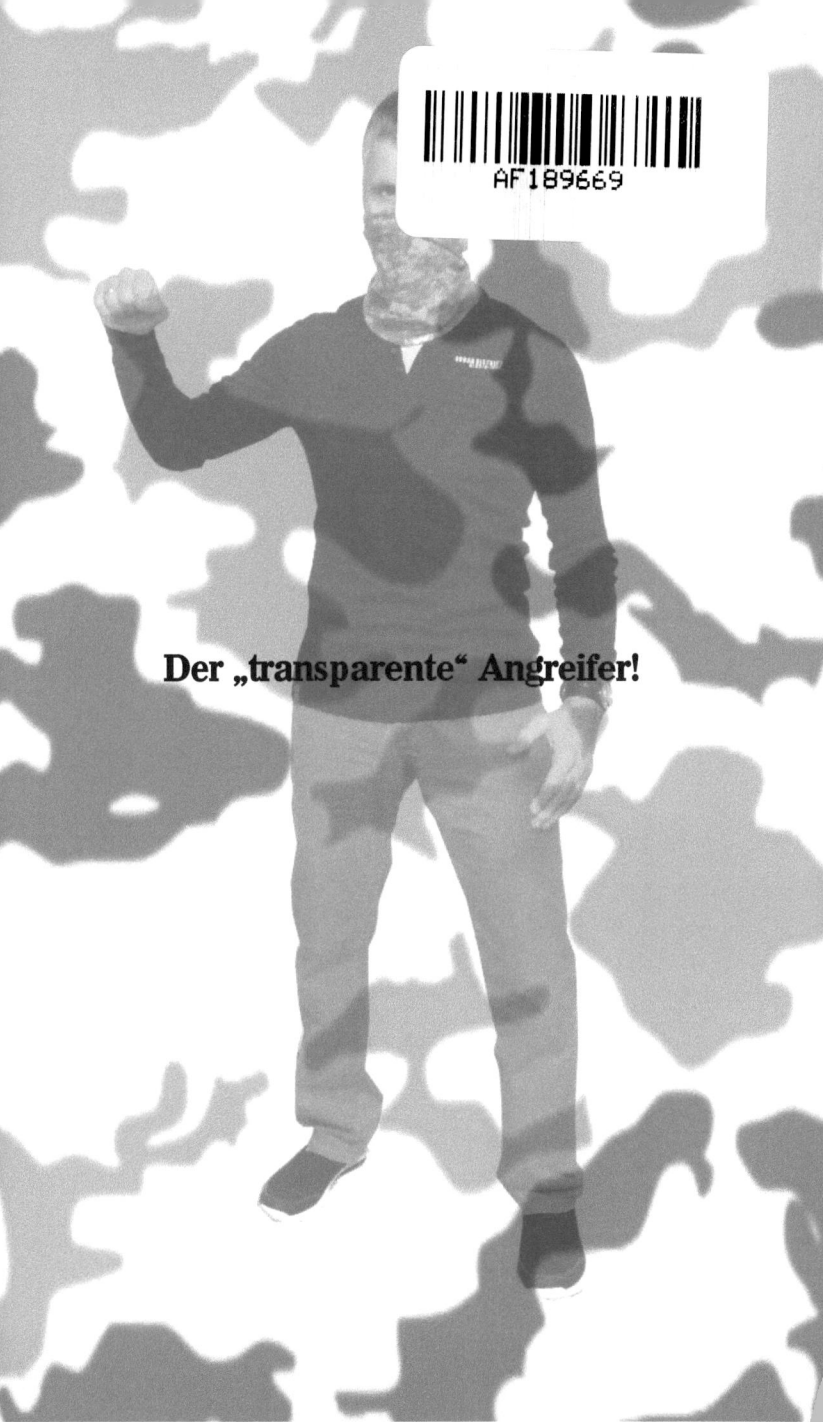

AF189669

Der „transparente" Angreifer!

(A) Vorwort

Damit eine Verteidigung, auf der Basis der hier im Handbuch beschriebenen Methode:

NICHT DAS *WIE* EINES ANGRIFFES, SONDERN DAS *WO* DER SCHMERZPUNKTE!

stattfinden kann, sollte der Verteidiger einen „Erstschlag" durchführen. Heisst, nicht lange warten, sondern handeln! So ist sichergestellt, dass der Effekt der Auswirkung auf Seite des Verteidigers „arbeitet".

Bestimmte Verhaltensmerkmale geben dem Verteidiger einen Hinweis darauf, ob ein Angriff standfinden könnte - siehe (7) Tipps & Tricks auf Seite 123 Nr. III. und VI.. Auch körperliche Reaktionen des Angreifers können ein Indiz für einen Angriff sein (7) - Seite 123.

Durch eine gezielte und überraschende Notwehrhandlung, wird der Angreifer aus seinem Konzept gerissen. Im günstigten Fall wird er handlungsunfähig.

Durch die zielgerichtete Anwendung einer DIRTY TRICKS Abwehr, und dem Wissen von effektiven Schmerzpunkten („Transparenz" des Angreifers) und den daraus entstehender Verhaltensmuster, ist der Verteidiger dem Angreifer immer einen Schritt voraus. Somit besteht eine gute Chance, einen Angriff im Keim zu ersticken und den Angreifer kampfunfähig zu machen.

Da die DIRTY TRICKS einen mässigen bis geringen Kraftaufwand benötigen, ist diese Art der Verteidigung nicht nur für Männer, sondern auch für Frauen Geeignet.

Auch bei diesem SV-System ist die körperliche Fitness, Kampfsporterfahrung bzw. eine Vorkenntnis irrelevant.

Diese Art des Selbstschutzes sollte gewissenhaft und durchdacht angewendet werden! Irreparable Schädigungen sind wahrscheinlich und können, bei nicht gerechtfertigter Notwehr (siehe Seite 12 - Rechtliche Informationen), juristische Konsequenzen nach sich ziehen.

Auf diesen Sachverhalt wird ausdrücklich hingewiesen!

WICHTIG:

Diese Verteidigung ist nicht zuverstehen als „Erstschlag", im Sinne: „Ich hau dem Täter erstmal auf die Fresse!" Erst dann, wenn eine Gefährdungssituation eskaliert und ein Angriff unmittelbar bevor steht - siehe Seite 123 (..und höre auf Dein Bauchgefühl!), sollte ein "Erstschlag" durchgeführt werden.

Für Fragen und Anregungen:
ausbildung-cs@web.de

Idee, Entwurf, Text, Bilder und Covergestaltung:
Wolfgang Meyer

Eine Haftung des Autors oder Verlegers und seine Beauftragten für Personen-, Sach- und Vermögensschäden ist ausgeschlossen. Das Hinzuziehen eines erfahrenen Trainers wird vom Autor empfohlen.

1. Auflage
Copyright: © 09.2017
Wolfgang Meyer

Herstellung und Verlag: BoD - Books on Demand, Norderstedt

ISBN: 9783744810227

Bibliografische Informationen der Deutschen Nationalbibliothek:
Die Deutsche Nationalbibliothek verzeichnet diese Publikation in der Deutschen Nationalbibliografie, detaillierte bibliografische Daten sind im Internet über http://dnb.dnb.de abrufbar.

Inhaltsverzeichnis

Seiten

Inhaltsverzeichnis

(B) Zum Autor

Wolfgang Meyer (Jahrgang `61)

…40 Jahre aktiver Kampfsportler
…über 25 Jahre prof. Ausbilder Kampfsport u. Verteidigung
5th Masterlevel A. F. Kickboxing

Ausgebildet
Im Kampfsportsystem:
Classic American Fullcontact
Groundfight

und militärischem Nahkampfsystem:
Army Special Forces Self-Defense

Inhaber:
CS-PRO SERVICE EST.1993
www.cs-pro-service.de

powered

FIGHTERSCLUB EST. 2011
www.fightersclub2011.de

Trainer / Ausbilder eigener Konzeptionen:

Kampfsport
A. F. KICKBOXING
CS_DELTA-FIGHT

Funktionelle Kraft / Ausdauer
CS_Cross-Training
Ultimate-Combat-Fitness (U.C.F.)

Selbstverteidigung + Nahkampf
Emergency Help - NOTWEHR
Emergency Service of Defense (E.S.O.D.)

Workshops
Self-Discovery

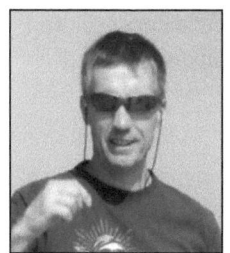 Wolfgang Meyer wurde im Zeitraum 1990/91 in dem Nahkampfsystem **Army Special Forces Self-Defense** (1st Part of Wartechnique) von Mike A. Martinez, ehemaliger Leibwächter des derzeitigen Staatspräsidenten Kubas: Fidel Castro, ausgebildet. Aufgrund dieser fundierten Ausbildung hat Wolfgang Meyer eigene Verteidigungssysteme entwickelt.

Unkompliziert, schnell erlernbar, sofort umsetzbar und effektiv in der Anwendung, so lautet das Motto seiner **EMERGENCY HELP - NOTWEHR** Reihe. Eine körperliche Fitness ist nicht notwendig. Die **EMERGENCY HELP - NOTWEHR** - ist eine optimale Selbstverteidigung, speziell für untrainierte Personen.

Die Kombination aus **DIRTY TRICKS** (dreckige „fiese" Tricks) und Schmerzpunkte am menschlichen Körper ist, aufgrund der einfachen Umsetzung und Effektivität, ideal für diese Zielgruppe. Mit Teil I der **EH - Notwehr Reihe - DIRTY TRICKS**, der sich auf unbewaffneten und realistische Angriffsformen bezieht, spricht W. Meyer speziell die Zielgruppe: Frauen an.

Im **Teil II EH - Notwehr Reihe - ULTIMA RATIO**, beschreibt er, anhand detaillierter Informationen, zahlreicher Bilder und Illustrationen, Verteidigungen gegen bewaffnete Angreifer. Auch hier werden nur realistische Angriffsformen vorgestellt.

Zahlreiche Ausbildungen im Bereich: Selbstschutz speziell für Frauen und Nahkampftraining beim Militär, unterstützten ihn dabei, sein Wissen zu verfeinern und zu erweitern.

Dieser **EH - Notwehr Teil III „Der „transparente" Angreifer"** ist das Resultat aus diesen Erfahrungen. Zusammengefasst in diesem handlichen Taschenbuch, als informellen und „mobilen" SV-Ratgeber.

(C) Zum Handbuch

Effektiv verteidigen, ohne Kraft, Schnelligkeit und einer speziellen Fitness, sind Eigenschaften diese Selbstverteidigung. Aufgrund der einfachen, unkomplizierte und sehr effektiven Umsetzung, ist diese Art der Verteidigung bei Spezialkräften sehr beliebt.

Der Vorteil: Schläge und Tritte, wie wir es aus vielen Selbstverteidigungen kennen, gibt es hierbei selten bis gar nicht.
Es kommen Abwehrmöglichkeiten zum Einsatz, die unter Erschwerten Bedingungen (auf engem Raum, im Wasser oder in nasser Bekleidung) umgesetzt werden können.

Wird ein entsprechender Schmerzpunkt attackiert, können sehr effektive Ausfälle (bezogen auf körperlicher Funktionen) auftreten! Dazu später mehr. Schon in meinem ersten Buch, der Emergency Help - NOTWEHR Reihe, habe ich relevante Schmerzpunkte aufgelistet und kurz umschrieben. Sie dienten hierbei, als unterstützende Notwehr. In diesem Buch möchte ich diese **DIRTY TRICKS** (ich bezeichne sie so) als alleinige Möglichkeiten zur Verteidigung vorstellen.
Da bei dieser Verteidigung nicht das **WIE** eines Angriffes, sondern das **WO** der Schmerzpunkte wichtig sind, wird in diesem Buch auf keine konkreten Varianten eines Angriffs eingegangen. Es steht vielmehr die „Transparenz des Angreifers", bezogen auf dessen empfindlichen Schmerzpunkte, im Vordergrund. Durch „Waffen am eigenen Körper" (kurz: W. a. e. K) und oder mit Hilfstools können diese „S-Punkte" effektiv attackiert werden.
Wie und in welcher Form das stattfinden kann, wird in diesem Handbuch **Emergency Help - NOTWEHR - Teil III / Der „transparente" Angreifer** beschrieben und dargestellt.
Wie schon in meinen vorherigen zwei SV-Büchern erwähnt, ist zum Erlernen die Verteidigung ein spezielles Kampfsporttraining keine Voraussetzung. Es steht das Verständnis und das "Know How" - gewusst wie - im Vordergrund!
Somit ein ideales Verteidigungssystem für breite Masse der Bevölkerung.

Physiologische und detaillierte Informationen der "**Schmerzpunkt**" werden nicht erörtert.

Um im Vorfeld eine Verteidigungsstrategie aufzubauen, ohne die geht's einfach nicht, muss der Angreifer (besser: der menschliche Körper) in Sektoren unterteilt und analysiert werden.

Diese Analyse sollte in jedem Fall die 4 **W**'s beinhalten:

1. Wo tut's am heftigsten weh?
2. Welche Auswirkungen treten wo auch?
3. Wo können irreparable Schädigungen auftreten?
4. Wann wird's lebensbedrohlich für den Angreifer?

Wir leben im einem Rechtsstaat und in diesem gibt es Gesetze. Es ist wie es ist, auch ein „Opfer" muss sich an diese halten. Der §32 Notwehr *(siehe auch Seite 12)* besagt.

Verhältnismäßigkeit der Mittel müssen eingehalten werden

Das heißt: „nicht mit Kanonen auf Spatzen schießen!"

Natürlich ist eine solche Analyse während eines Angriffes kaum durchführbar. Aufgrund dieser Tatsache habe ich diesen SV-Ratgeber geschrieben.

(D) Rechtliche Informationen - Deutschland

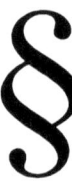

NOTWEHR §32

(1) Wer eine Tat begeht, die durch Notwehr geboten ist, handelt nicht rechtswidrig.

(2) Notwehr ist die Verteidigung, die erforderlich ist, um einen gegenwärtigen rechtswidrigen Angriff von sich oder einer anderen Person abzuwenden.

NOTWEHR §33

Überschreitet das Opfer die Grenzen der Notwehr aus Verwirrung, Furcht oder Schrecken, so wird es nicht bestraft.

Es gilt immer der Grundsatz:

Einsatz der Mittel zur Verteidigung, müssen im Verhältnis zum Angriff stehen. (Ergänzende Paragraphen: §34 rechtswidriger Notstand bzw. §35 entschuldigter Notstand)

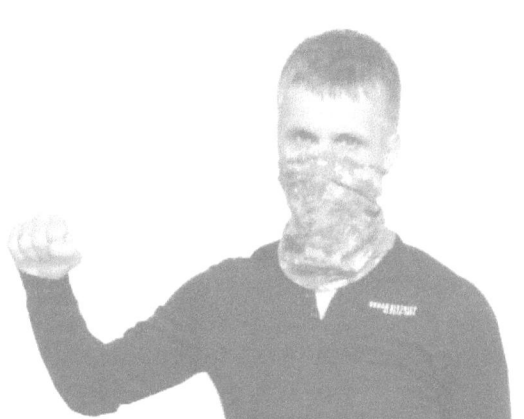

EMERGENCY HELP - NOTWEHR

Teil III

Der "transparente"Angreifer

...nicht das Wie eines Angriffes,
sondern
das Wo der Schmerzpunkte!

(1) Das Training

Ein Training, wie wir es bei einer herkömmlichen Selbstverteidigung kennen, welches auf bestimmte Formen eines Angriffes ausgelegt ist, muss hier nicht stattfinden. Innerhalb dieses Systems kommt es mehr darauf an, sich Schmerzpunkte des Angreifers zu verinnerlichen. Da diese Vitalpunkte (Schmerzpunkte) für einen „Probedurchgang" nicht ohne Unannehmlichkeiten für den Trainingspartner sind, sollten diese ohnehin nur angedeutet praktiziert werden.

D. h. ein mentales Training, ein „was wäre wenn", ist völlig ausreichend. Findet nun ein realer Angriff statt, muss man sich nicht auf bestimmte Angriffsvarianten konzentrieren. Das Wissen, wo tut es dem Angreifer am meisten weh bzw. wo befindet sich der Vitalpunkt mit den extremsten Auswirkungen (immer abhängig vom „Hartegrad" eines Angriffes oder wo der Angriff stattfindet), und welches Hilfetool kann effektiv eingesetzt werden, ist ausreichend. Diese Abwehr sollte, In jedem Fall, konsequent „durchgezogen" werden!

Auf physiologische Details geht der Autor, wie schon in seinen vorherigen Büchern, nicht ein.

Wie kann ein solches „Gedankenspiel" aussehen?

Situation:

„Du geht's eine Strasse entlang und eine unbekannte Person kommt Dir entgegen. Ein Ausweichen ist schwierig oder nicht möglich. Du weißt nicht, wie diese Person „tickt"!

Vorbereitung:

Prinzipielle Einstufung der Person: **Feind / Gegner!**

Merke:

Deine Gedanken kann niemand sehen und hören!

Nun kommt es, wie es kommen muß, zu einem Übergriff. Der Angreifer wird aktiv! Da Du diese Person von vornherein als „Feind" eingestuft hast und entsprechende „Ziele" (Schmerzpunkte) fixiert hast (evtl. Hilfsmittel zur Hand hast!), handelst Du nur noch nach Schema „F". Der Vorgang des Übergriffs ist völlig irrelevant. Wichtig ist nur, welchen Vorteile verschafft Dir der Angreifer durch sein Verhalten?

In der Regel sind die Schmerzpunkte:

- Handrücken
- Schienbein
- Augen
- Kinn
- Genitalbereich

Dies sind die Körperstellen, an denen Du Deine **DIRTY TRICKS** anwenden kannst. Eine „Aufrüstung", bzgl. Hilfstools, wäre für Deine Verteidigungsstrategie hilfreich.

Wie eine solche „Aufrüstung" aussehen kann, wird auf den Seiten 23+24 - Hilfsmittel (Tools) - gezeigt.

Zur Information:

Schon der erste Teil, der **EMERGENCY HELP - NOTWEHR** Reihe, hat einige diese Möglichkeiten gelistet.

Merke:

Hilfsmittel (Tools) sind nur effektiv, wenn man sie dabei hat! (z.B. Kubotanstab, Fotodose mit Sand). Ansonsten greife Dir alles, was Du in die Hände bekommst!

(2) Die 9 Sektoren der Schmerzpunkte (SP)

- gelistet -

- Kopf
- Hals
- Schulter
- Arm, Armgelenk
- Hand, Handgelenk
- Unterleib
- Bein, Kniegelenke
- Ober-/Unterschenkel
- Fuß, Fußgelenk

Diese 9 Sektoren beinhalten Schwachstellen, die mit „Waffen am eigenen Körper" (kurz: W.a.e.K.) plus SV-Hilfsmittel "SV-Tools" attackiert werden können. Diese Möglichkeiten werden auf den Seiten 19 - 24 beschrieben und dargestellt.

Die Zielsetzung:

Analyse der Schmerzpunkte, die gut erreichbar und effektiv in der Auswirkung sind.

Hinweis:

Schmerzpunkte, die gute physiologische und anatomische Kenntnisse voraussetzen, werden in diesem Handbuch nicht beschrieben.

(2.1) Die 9 Sektoren (S) der Schmerzpunkte (SP)

- Darstellung -

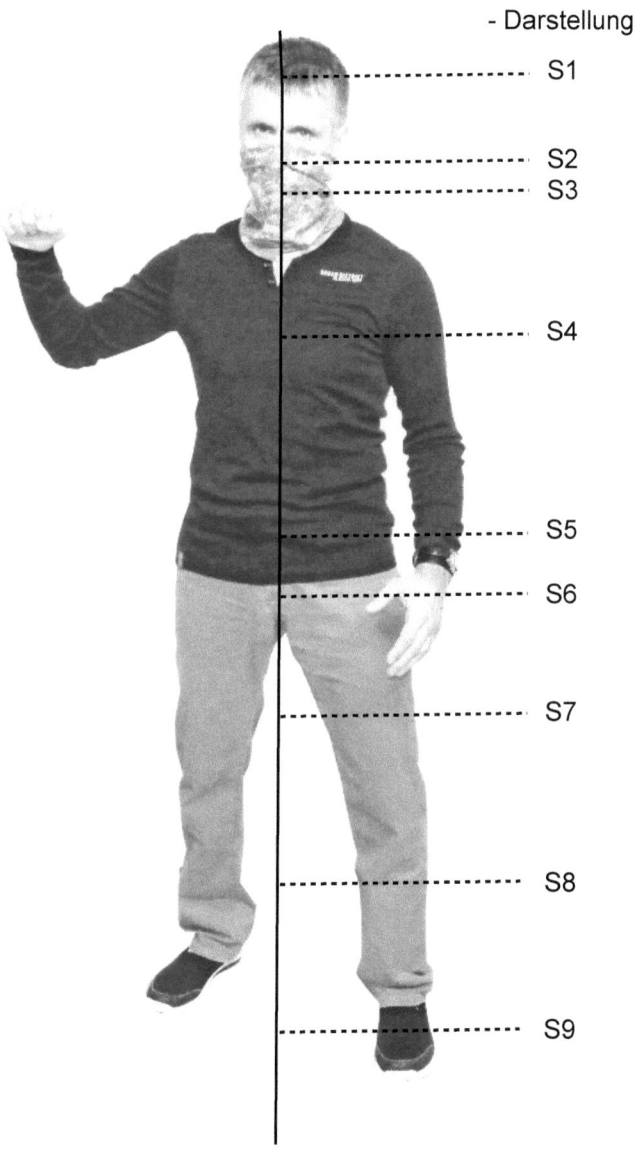

S1

S2

S3

S4

S5

S6

S7

S8

S9

(3) Waffen am eigenen Körper (W.a.e.K.)

- gelistet -

1. Hand (greifen, halten, reißen, biegen, brechen)

2. Handballen (stoßen)

3. Hammerschlag (stoßen)

4. Handkante (schlagen)

5. "ZMR" (stoßen mit angewinkeltem Zeige-, Mittel- und Ringfinger)

6. "Titscher" (stoßen mit angewinkeltem Zeige- oder Mittelfinger)

7. Daumen (-gelenk) (angewinkelt)

8. Fingernägel (kratzen)

9. Ellenbogenspitze (stoßen)

10. Stirn (stoßen)

11. Hinterkopf (stoßen)

12. Knie (stoßen)

13. Fußspitze (Tritt mit festem Schuhwerk!)

14. Spucke - „Rotze" (Ekel)

(3.1) W.a.e.K. No.I - Darstellung -

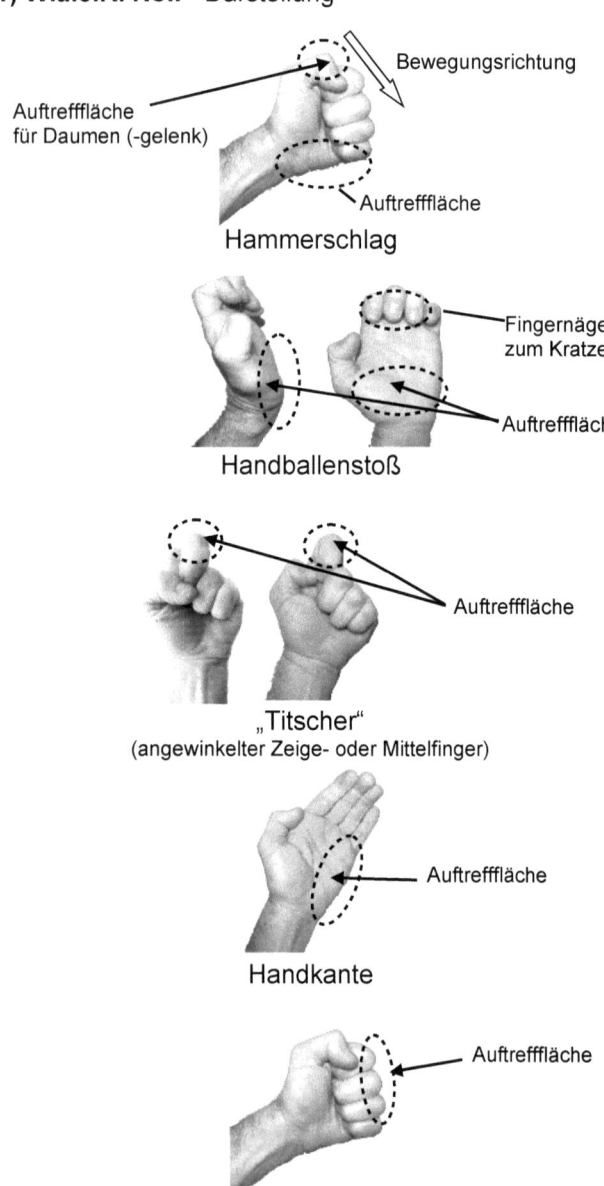

Bewegungsrichtung

Auftrefffläche
für Daumen (-gelenk)

Auftrefffläche

Hammerschlag

Fingernägel
zum Kratzen!

Auftrefffläche

Handballenstoß

Auftrefffläche

„Titscher"
(angewinkelter Zeige- oder Mittelfinger)

Auftrefffläche

Handkante

Auftrefffläche

„ZMR"
(angewinkelte Zeige-,Mittel- und Ringfinger)

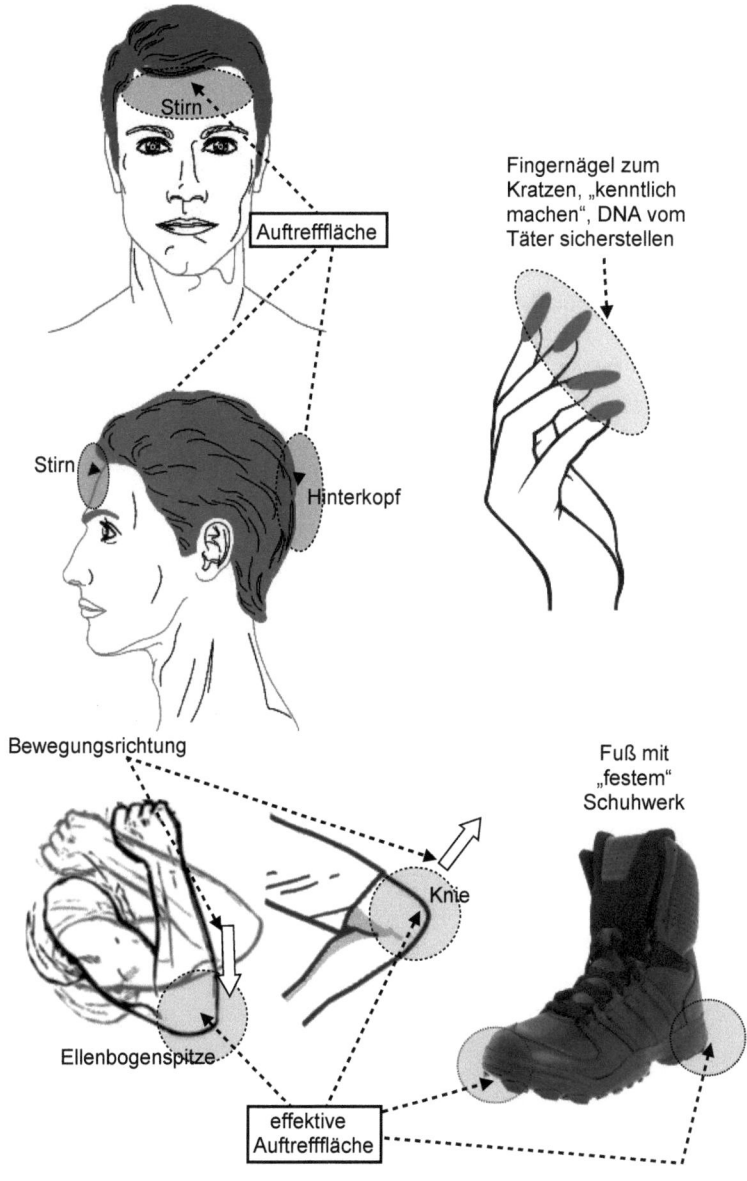

Stirn

Auftrefffläche

Fingernägel zum Kratzen, „kenntlich machen", DNA vom Täter sicherstellen

Stirn

Hinterkopf

Bewegungsrichtung

Fuß mit „festem" Schuhwerk

Knie

Ellenbogenspitze

effektive Auftrefffläche

21

(3.3) Der „Faustschlag" ist ungünstig!

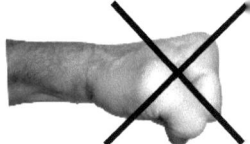

Zum Ersten, für einen Laien ist schon die korrekte Positionierung der Finger und des Handgelenks eine „Wissenschaft" für sich. Zum Zweiten ist die korrekte Auftrefffläche, während der Ausführung des geraden Fauststoßes (ohne ein spezielles Training) problematisch.

Außerdem besteht die Gefahr, dass man sich bei einem Schlag ins Gesicht / Kiefer an evtl. gebrochenen Zähnen verletzt!

>>> Ansteckungsgefahr z. B. AIDS, Hepatitis, Tollwut etc. <<<

- ● **Fazit**

Nutzung der Fäuste zur Verteidigung bedeutet: intensives Training. Ein Faustschlag ins Gesicht mit der Folge: Bruch des Nasenbeins, Verlust der Schneidezähne, bedeutet nicht: *Kampfunfähigkeit!*

- ● **zur Rechtslage**

Eine Notwehrsituation nach §32: Gerechtfertigte Verteidigung mittels Faustschlag ins Gesicht des Angreifers, mit der Folge: Verlust der Schneidezähne des Angreifers (juristisch ein klarer §32).

Und wer jetzt glaubt, dass diese Sache erledigt ist, muß enttäuscht werden.

Leider ist das nicht so. Denn die eine Seite der Rechtslage ist das *Strafrecht*, welches die *Notwehr* behandelt. Die andere Seite ist das *Zivilrecht*, welches das *Schmerzensgeld* abhandelt. Da sich auch der Täter einen Rechtsbeistand nehmen kann, und dieser natürlich versucht alle Vorteilsregister seines Mandanten zu ziehen, wird eine Schadensersatzforderung nicht lange auf sich warten lassen.

Also Vorsicht mit Verteidigungsmaßnahmen die (*) *irreparable oder „zahnbrechende" Auswirkungen* (*) *haben könnten, wenn andere Möglichkeiten zur Verfügung stehen. Eine Ausnahme ist sicherlich, wenn die eigene Gesundheit oder gar das Leben auf dem Spiel steht!*

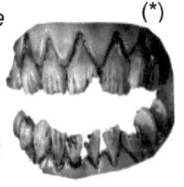

(4) SV-Hilfsmittel ("SV-Tools") - gelistet -

1. Knüppel / Stock / Luftpumpe (Länge ca. 50 cm) (KSL)

2. Stein ("faustgroß")

3. Kleine Steine (Kieselstein)

4. „Fotodose" mit feinen Sand (Pfeffer, Quarz etc.)

5. Feuerzeug, Stab etc. (Schlagverstärkung)

6. Kubotanstab / Stab / Kugelschreiber (KSK)
(Druckpunkt+Schlagverstärkung)

7. Schlüssel zwischen Fingern ("SzF")

8. Festes Schuhwerk (Sohlenspitze- und Hacken (Stöckelabsatz))

9. „grelles" Licht (Blitzgerät, Super LED Licht)

10. Buch (mit festem Buchrand-/deckel)

(4.1) SV-Hilfsmittel („SV-Tools")   - Darstellungen -

Kubotanstab:

ca. 15 cm lang und min 1,5 cm Durchmesser.
Es existieren unterschiedlichste Formen!

Stab/Stock
40-50cm lang,
2-3 cm Durchmesser

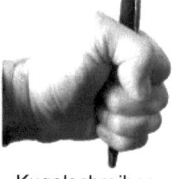

Kugelschreiber

Kubotanstab, Stab, Kugelschreiber „KSK" als Druckpunkt- und Schlagverstärker* *(ACHTUNG: eine bewusste Anwendung als Schlagverstärker ist strafbar!)

Fahrradluftpumpe als „SV-Hilfstool"

Schlüssel zwischen Fingern „SzF"

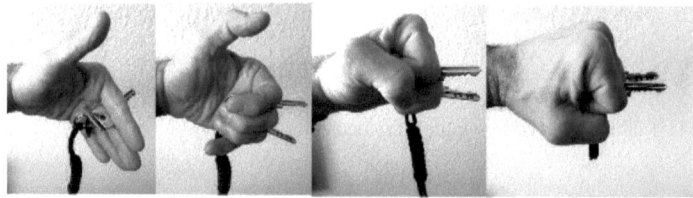

„Fotodose" „Einhandöffnersystem" mit Sand oder feiner Substanz

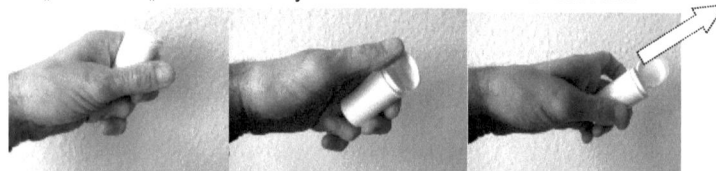

Stabiler Buchrücken als „Stoßwaffe"

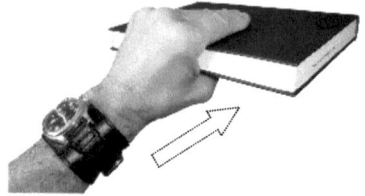

(5) Zeichenerklärung

Gefährdung der Gesundheit

Diese beiden Symbole werden als Indikator:

A) Gefährdung der Gesundheit

B) Gefährdung des Lebens

innerhalb der Schmerzpunktdarstellung und Beschreibung, als Unterstützung des „Wirkungsgrad", der Auswirkungen mit dargestellt.

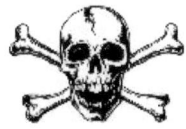

Gefährdung des Lebens

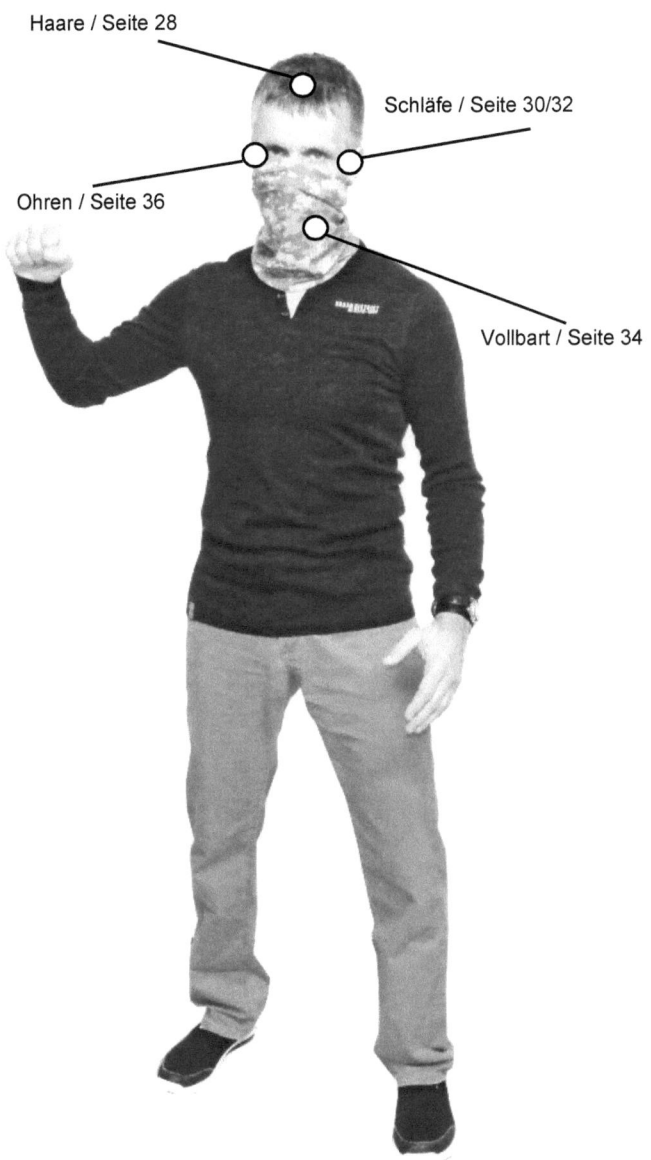

Haare / Seite 28

Schläfe / Seite 30/32

Ohren / Seite 36

Vollbart / Seite 34

Bei paarweiser Anordnung wird nur ein Schmerzpunkt angezeigt bzw. beschrieben!

(6.1) SP– Haare

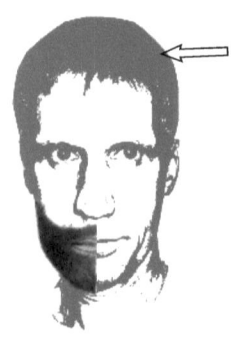

W.a.e.K.
(3.1) Seite 20

Hand / Hände

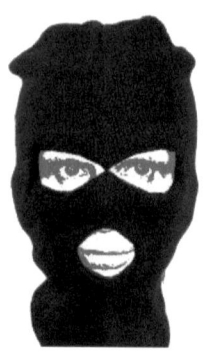

Auswirkungen:

1. Schmerzen (reißen/ziehen)
2. Wundschmerz (herausgerissene Haare)
3. Disbalance *

Informationen: *

    Werden die Haare im Stirnbereich ergriffen und entsprech-
end nach vorne gerissen, verliert der Angreifer sein Gleichgewicht. (Grund: Oberkörperverlagerung nach vorne)

    Optimaler:
Der Griff in die Nackenhaare. (siehe nächste Seite)
Dieser Bereich ist sehr schmerzempfindlich und der
Angreifer verliert, durch das Zurückreißen des Kopfes und
der „Hohlkreuzlage" des Oberkörpers, dass Gleichgewicht.
Er wird rücklinks zu Boden gerissen.

Auftrefffläche

Bewegungsrichtung

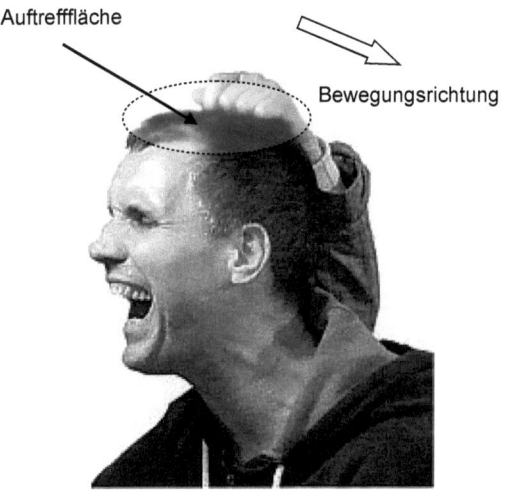

MEMO

Kraftaufwand: gering
Effektivität: gut

W.a.e.K.: Waffen am eigenen Körper

(6.2) SP – Schläfenbereich (Haare)

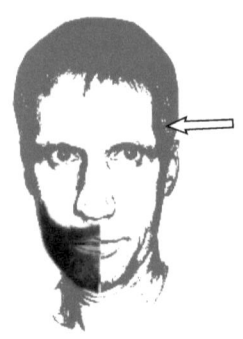

W.a.e.K.
(3.1) Seite 20

Hand / Hände

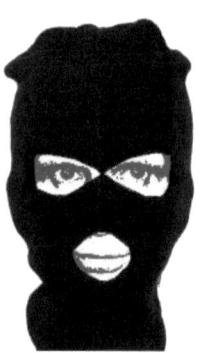

Auswirkungen:
1. Stechende Schmerzen
2. Wundschmerz

Informationen:

Reißen / Ziehen der Haare. Optimal: Herausreißen der Haare! Die Dichte und Anzahl der Haare ist an dieser Stelle sehr gering.

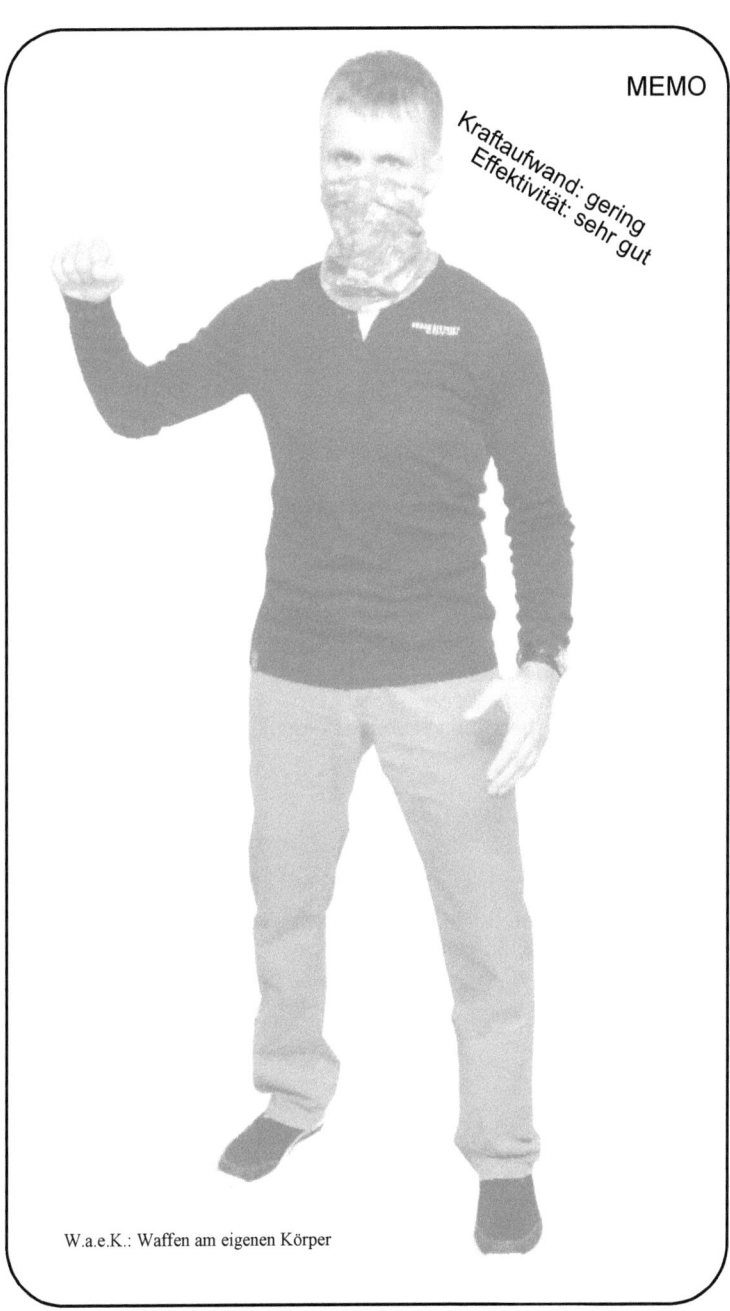

Kraftaufwand: gering
Effektivität: sehr gut

W.a.e.K.: Waffen am eigenen Körper

(6.3) SP – Schläfenbereich

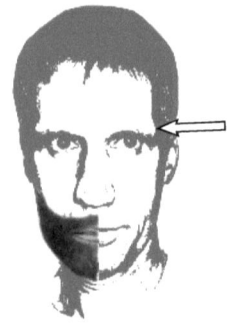

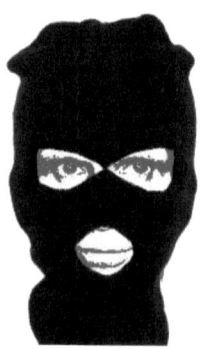

„Tools"

KSL
Harter Gegenstand

W.a.e.K.
(3.1) Seite 20
(3.2) Seite 21

Hammerschlag
Kopfstoß
Stoß mit ZMR

Auswirkungen:

1. Desorientierung
2. Bewusstlosigkeit
3. Lebensbedrohung (Schädelbruch)

Informationen:

Ein bevorzugtes Ziel im Kampfsport, in Form von horizon-
talen Hakentechniken (Swings) oder High-Kicks (Fußtritte
zum Kopf)

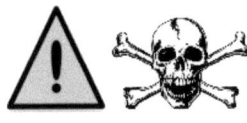

Kraftaufwand: gering
Effektivität: sehr gut

Achtung:

*Ein Schlag mit einem harten Gegenstand (Knüppel, Stein etc.) kann zu einem Schädelbruch führen, da der Knochen an dieser Stelle mit ca. 2 mm extrem dünn ist.
Lebensgefährliche Auswirkungen bzw. der Tod des Angreifers sind wahrscheinlich!

Eine Anwendung dieser Art, sollte nur innerhalb einer Leben / Tod Situation in Betracht gezogen werden!

W.a.e.K.: Waffen am eigenen Körper

KSL: Knüppel / Stock / Luftpumpe

ZMR: angewinkelte Zeige-Mittel-und Ringfinger

(6.4) SP – Vollbart

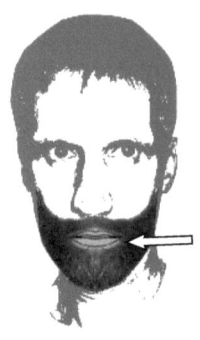

W.a.e.K.
(3.1) Seite 20

Hand / Hände

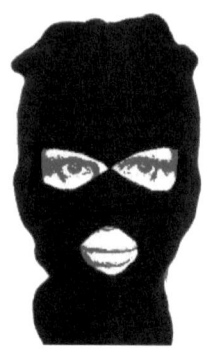

Auswirkungen:

1. fieser Schmerz (reißen / ziehen)
2. Wundschmerz (bei rausgerissenen Haare)

Informationen:
  Ein sehr guter Schmerzpunkt, um den Angreifer zu fixieren
  und oder zu Boden zu reißen. Am besten mit beiden Händen, links und rechts in den Bart greifen, und hin und her
  reißen!
  Diese Massnahme sollte ansatzlos, zügig eingeleitet und
  "durchgezogen" werden. Das „Überraschungsmoment"
  wird auf Eurer Seite sein!

Kraftaufwand: gering
Effektivität: sehr gut

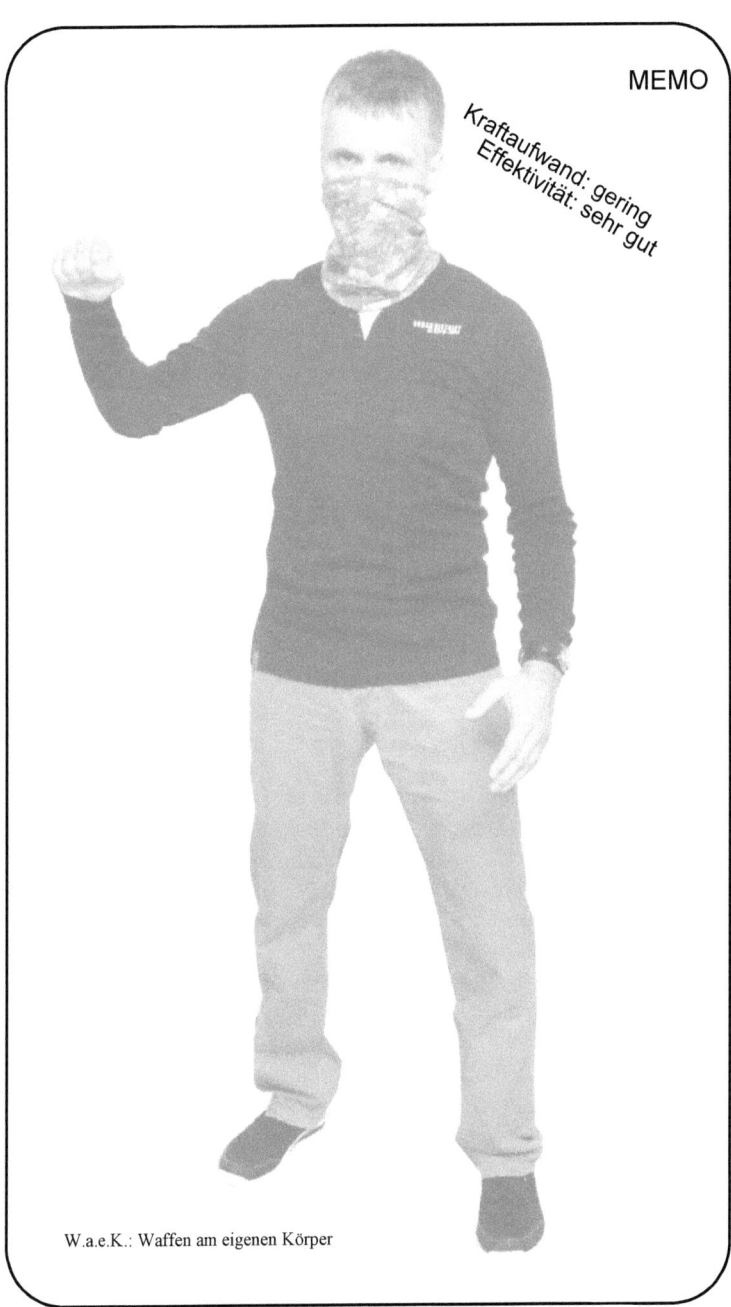

W.a.e.K.: Waffen am eigenen Körper

(6.5) SP – Ohren

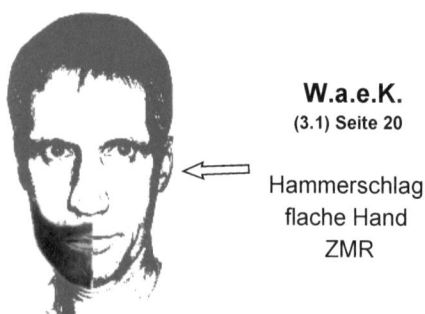

W.a.e.K.
(3.1) Seite 20

⇐ Hammerschlag
flache Hand
ZMR

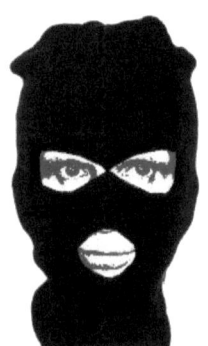

Auswirkungen:

1. Desorientierung
2. Disbalance
3. Schwindel mit Übelkeit und Erbrechen
4. Schmerzen (draufschlagen, reißen/ziehen)

Informationen:

A) Fest mit der Daumenkuppe in die Ohrmuschel drücken bzw. kneifen. (*Zwecks Handling, sollte das mal ausprobiert werden!*). *Mit einer* Hand oder beiden Hände *das (die) kompletten Ohr(en) ergreifen und daran reißen oder verdrehen.*

B) Mit der flachen Hand (besser mit beiden Händen) auf die Ohren schlagen (Luftpumpeneffekt). Das Risiko einer Schädigung (Platzen des Trommelfells) des Gehörs ist groß. Die zu erwartende Reaktion: Der Angreifer wird sich mit beiden Händen an die Ohren greifen und lässt alles los, was er zuvor gegriffen hat!

Schlag mit flacher(-n) Hand / Händen auf die Ohren

Auftrefffläche

Bewegungsrichtung

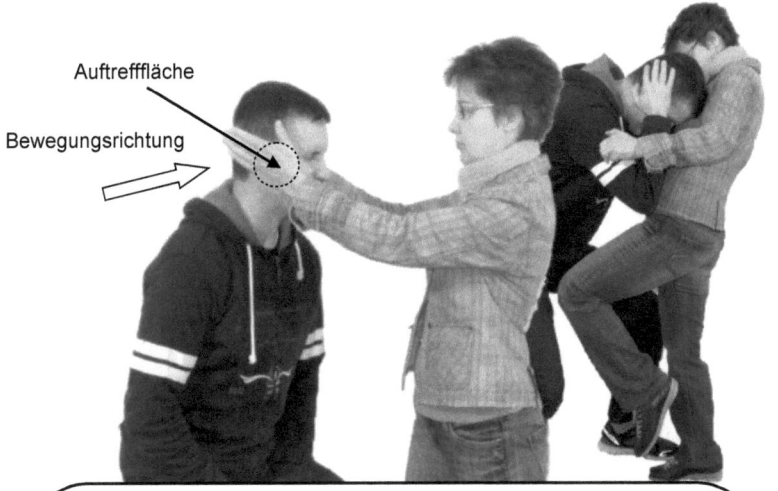

MEMO

Kraftaufwand: gering
Effektivität: sehr gut

Tipp:

Wenn es ganz arg für den Angreifer kommt, bekommt er noch einen Schlag aufs Ohr (…im günstigsten Fall auf beide Ohren!)

Man könnte sagen: Dumm gelaufen!

ZMR: angewinkelte Zeige-Mittel-und Ringfinger

(6.6) SP – Ohrring (-schmuck)

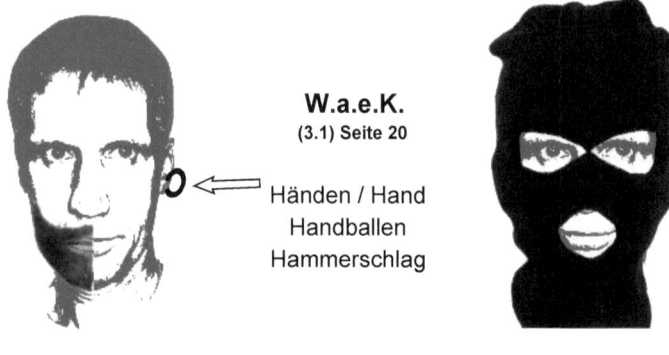

W.a.e.K.
(3.1) Seite 20

⇐ Händen / Hand
Handballen
Hammerschlag

Auswirkungen:

1. Wundschmerz (abreißen)
2. reflexartiges Hände hochziehen (zur Wundstelle)
3. Druckschmerz

Informationen:

A) Irreparable Schädigung ist, außer einer kleiner Cut am Ohr (Läppchen) ausgeschlossen.

B) Der psychologische Effekt ist enorm. Welcher Angreifer rechnet schon damit, vom Opfer die Schmuckstücke abgerissen zu bekommen!

C) Stoß mit Handballen oder Hammerschlag bewirkt, dass der Ohrschmuck gegen die Knochenhaut gepresst wird!

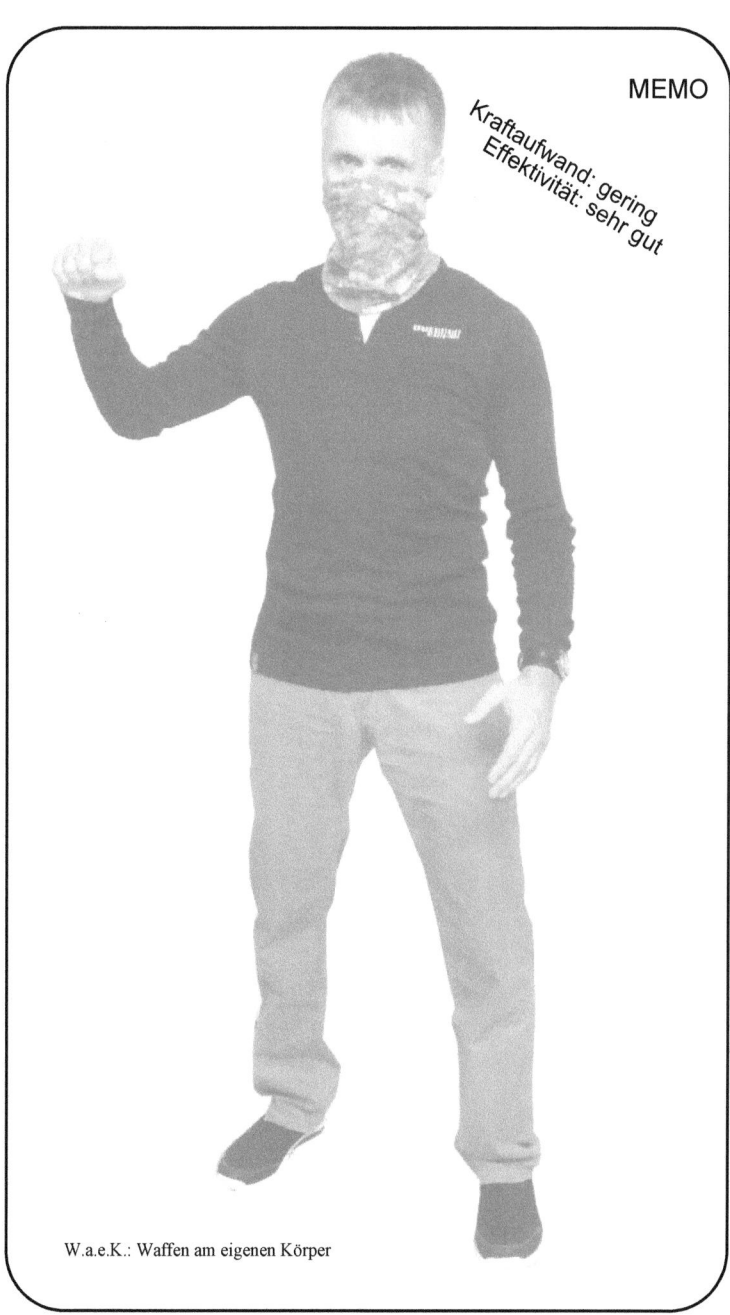

MEMO

Kraftaufwand: gering
Effektivität: sehr gut

W.a.e.K.: Waffen am eigenen Körper

Schmerzpunkte (Sektor 1) Vol.2

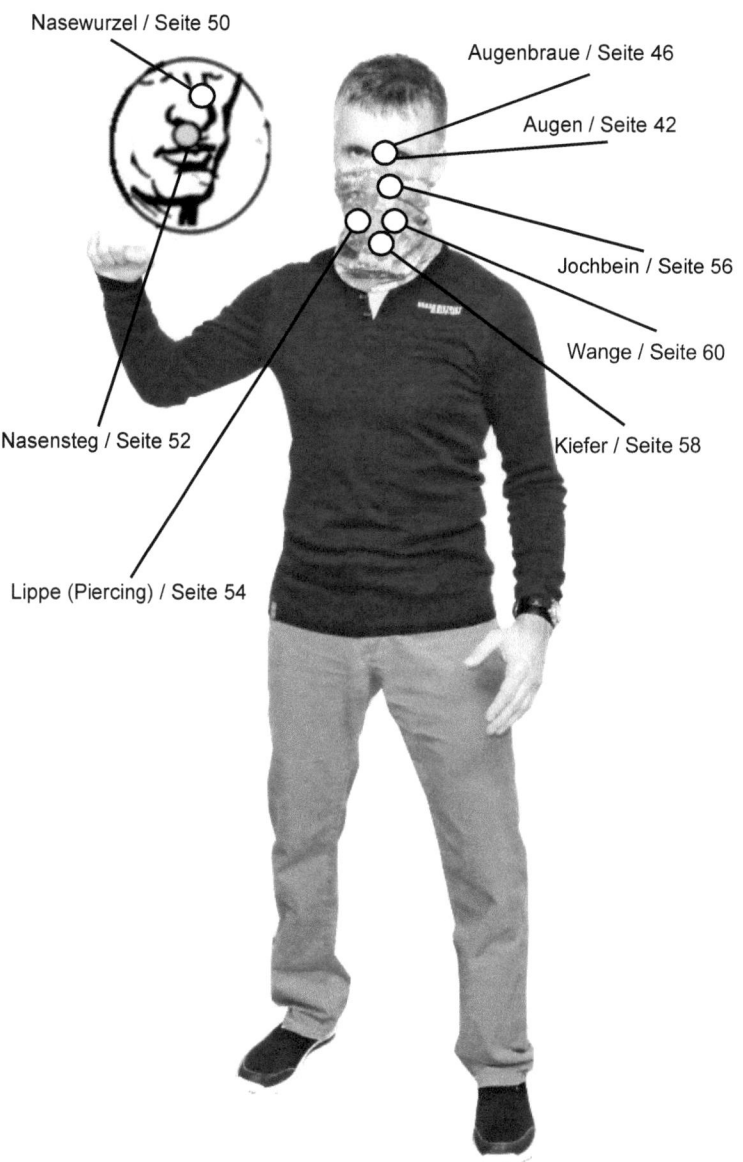

Nasewurzel / Seite 50

Augenbraue / Seite 46

Augen / Seite 42

Jochbein / Seite 56

Wange / Seite 60

Nasensteg / Seite 52

Kiefer / Seite 58

Lippe (Piercing) / Seite 54

Bei paarweiser Anordnung wird nur ein Schmerzpunkt angezeigt bzw. beschrieben!

(6.7) SP – Augen

ACHTUNG:

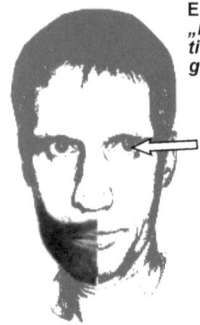

Ein hochsensibler Bereich.
„Irreparable Schäden, Desorien-
tierung und Lebensbedrohung
geben sich die Hand".

„Tools"
Sand, Pulver
grelles Licht

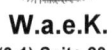

W.a.e.K.
(3.1) Seite 20

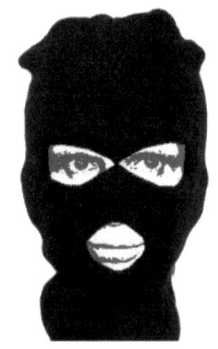

gekröpfter Zeige (-Mittel) finger
Finger
Speichel (Spucke)
Daumen

Auswirkungen:

1. Stechender Schmerz
2. kurzzeitige Sehunfähigkeit
3. Ekel
4. Erblindung (!)
5. Lebensbedrohung (!)

Informationen:

A) Eine ideale Abwehr im Nahbereich.
   Befindet sich der Angreifer in einer Position, dass man den
   Atem schon spürt, möglichst mit beiden gekröpften
   (angewinkelten) Zeigefingern im Wechsel auf die Augäpfel
   „titschen" / stoßen!
   Die Reaktion ist, schon wie dem Schlag auf die Ohren, der
   Angreifer lässt alles aus seinen Händen fallen und greift sich
   (für diesen SP) sofort ins Gesicht. Mit hoher Wahr-
   scheinlichkeit wird zu hören sein: *„Meine Augen, meine*
   Augen!" Auch wenn ihr die Sprache nicht verstehen solltet,
   es wird wohl eine identische Bedeutung haben.

„Titscher" auf den Augapfel

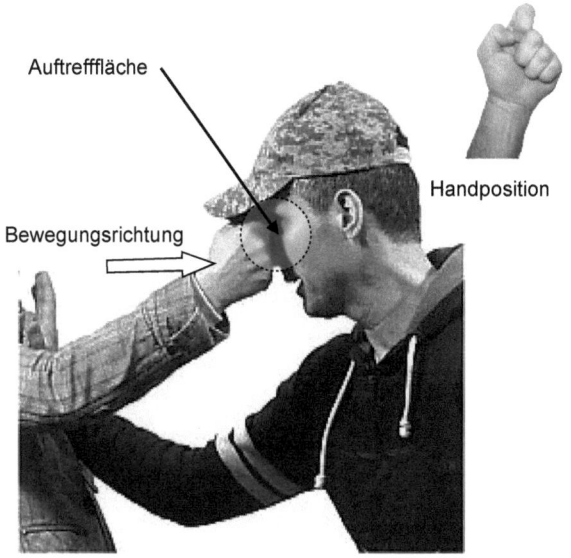

Auftreffläche

Handposition

Bewegungsrichtung

MEMO

Kraftaufwand: gering
Effektivität: sehr gut

ACHTUNG:

Falls der Angreifer eine Brille trägt, mit der anderen Hand herunterreissen und sofort mit dem „Titscher" „nachbereiten"!

W.a.e.K.: Waffen am eigenen Körper

B) Durch das Spucken ins Gesicht / Augen wird in der Regel der Reflex: mit einer Hand das Sekret aus dem Gesicht / Augen zu wischen, verursacht.

Kraftaufwand: gering
Effektivität: sehr gut

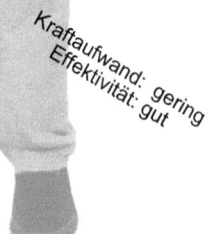

C) Eine hervorragende „Abwehrmassnahme" falls der Angreifer mit beiden Händen das Opfer z. B. Würgt, oder einfach nur um den Angreifer zu überraschen...eine Handvoll Sand oder pulverige Substanz ins Gesicht des Angreifers werfen.

Kraftaufwand: gering
Effektivität: sehr gut

D) Mit einem oder beiden Daumen, links bzw. rechts des oberen Teil des Nasenstegs, in die Augen (Position Tränendrüsen) drücken. Dabei mit den anderen Fingern den jeweiligen seitlichen Kopfbereich fixieren.

Vorsicht:
Ein Stich mit einem spitzen Gegenstand kann zur Schädigung der Netzhaut und damit zur Erblindung führen.

Kraftaufwand: gering
Effektivität: gut

F) Der Einsatz von Sand oder Pulver ist perfekt einsetzbar zwecks: Sichtbehinderung.

   Tipp:
   Zur Verwirrung ist der Spruch:
   "Kennst Du schon den Sandsturm mit den großen Steinen?"
   Dann eine "Fuhre" z. B. Quarzsand (aus einen Behälter z. B. kleine Fotodose siehe Seite 24) ins Gesicht schleudern, gefolgt von einem "Titscher"

   Kraftaufwand: gering
   Effektivität: sehr gut

G) Auch grelles Licht, z. B. Blitzgerät oder Taschenlampen (optimal: mit der neusten LED-CREE-Lichttechnik, lassen sich gut zum Blenden und Verblitzen der Augen einsetzen.

   Kraftaufwand: gering
   Effektivität: gut

E) Situation: Leben / Tod
   Gegenstand ins Auge rammen (spitzer Gegenstand z. B. Kugelschreiber, Stöckchen etc.). Die Membran, hinter dem Augapfel, zum Gehirn wird durchstoßen. Diese Verteidigung kann es zur Tötung des Angreifer führen!

ACHTUNG: nur anwenden bei einer Leben / Tod Situation!

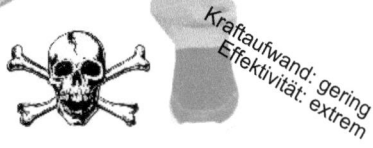

Kraftaufwand: gering
Effektivität: extrem

(6.8) SP – Augenbraue (Piercing)

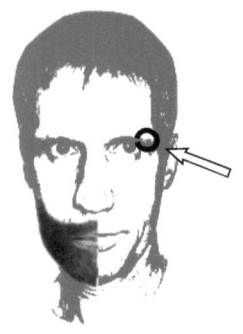

„Tools"
KSL

W.a.e.K.
(3.1) Seite 20

Hand / Hände
Hammerschlag
Handballenstoß

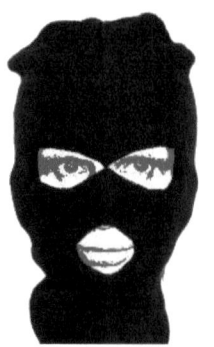

Auswirkungen:

1. stechender Schmerz (Wundschmerz beim Abreißen, Draufschlagen)
2. reflexartiges Hochreißen der Hände (Angreifer)
3. Anschwellen der Augenbraue
4. Sichtbehinderung

Informationen:

Auf den Stick / „Piercingring" schlagen / stoßen
oder besser, einfach abreißen.

Kraftaufwand: gering
Effektivität: sehr gut

Psycho Trick:

Bevor Du die Aktion durchführst, dem Angreifer den Hinweis geben: *Hey, Du blutest!*

Der wird natürlich verdutzt gucken und vielleicht fragen: *Wo denn?*

Nach Deiner Aktion weiß er es!

W.a.e.K.: Waffen am eigenen Körper

(6.9) SP – Nase (mit und ohne Piercing)

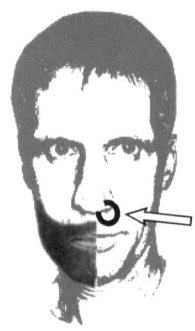

W.a.e.K.
(3.1) Seite 20
(3.2) Seite 21

Handballen
Hammerschlag
Stirn
Hinterkopf

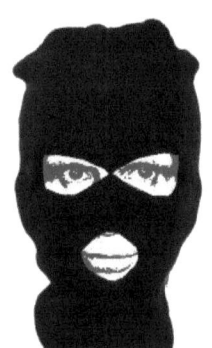

Auswirkungen:

1. Nasenbluten
2. Wundschmerz (Abreißen, Draufschlagen)
3. Tränen in den Augen.
4. Reflexartiges hochreißen der Hände (1)
5. Verstärkung der Sichtbehinderung
6. Probleme der Balance und Orientierung
7. Bruch des Nasenbeins
8. Lebensbedrohung (2)

Information:

1. Bei diesem Effekt sollte man sofort mit einen **erneutem Schlag** auf die Hände des Angreifers antworten. Ich nenne das „erneut in eine offene Wunde stechen!".

2. Bei einem Handballenstoß, Stoßrichtung von unten nach oben, kann dass Nasenbein in Richtung Gehirn gestoßen werden. Es kann zu einer lebensbedrohlichen Situation führen!

Auftrefffläche

Bewegungsrichtung

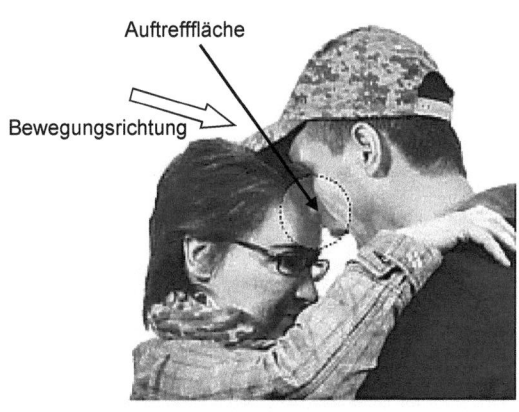

Bewegungsrichtung

Auftrefffläche

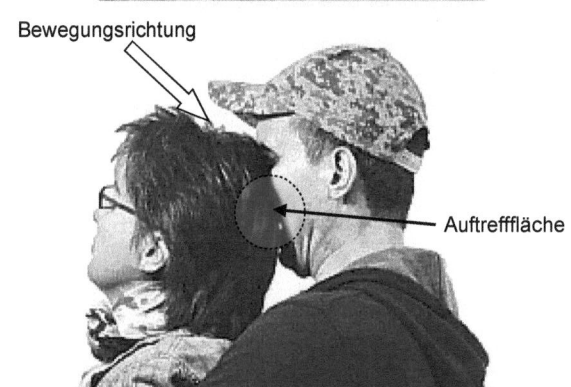

 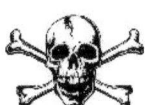 MEMO

Kraftaufwand: gering
Effektivität: sehr gut

zu (2) ACHTUNG:

Eine solche Abwehr sollte nur innerhalb einer Leben / Tod Situation in betracht gezogen werden!

W.a.e.K.: Waffen am eigenen Körper

(6.10) SP – Nasenwurzel

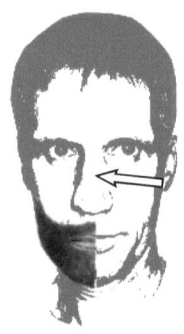

"Tools"
KSK
Buch

W.a.e.K.
(3.1) Seite 20

Handkante
Handballen
ZMR

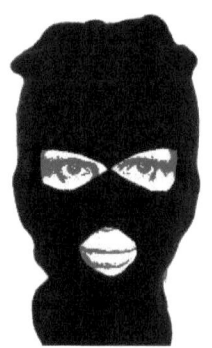

Auswirkungen:

1. Nasenbluten
2. Tränen in den Augen.
3. Reflexartiges hochreißen der Hände *
4. Verstärkung der Sichtbehinderung.
5. Probleme der Balance und Orientierung
6. Bruch der Nasenwurzel
7. Lebensdrohung (innere Blutung)

*Information:

Bei einem Handkantenschlag oder hartem Gegenstand, abhängig vom „Härtegrad", kann der Nasenwurzelknochen brechen.

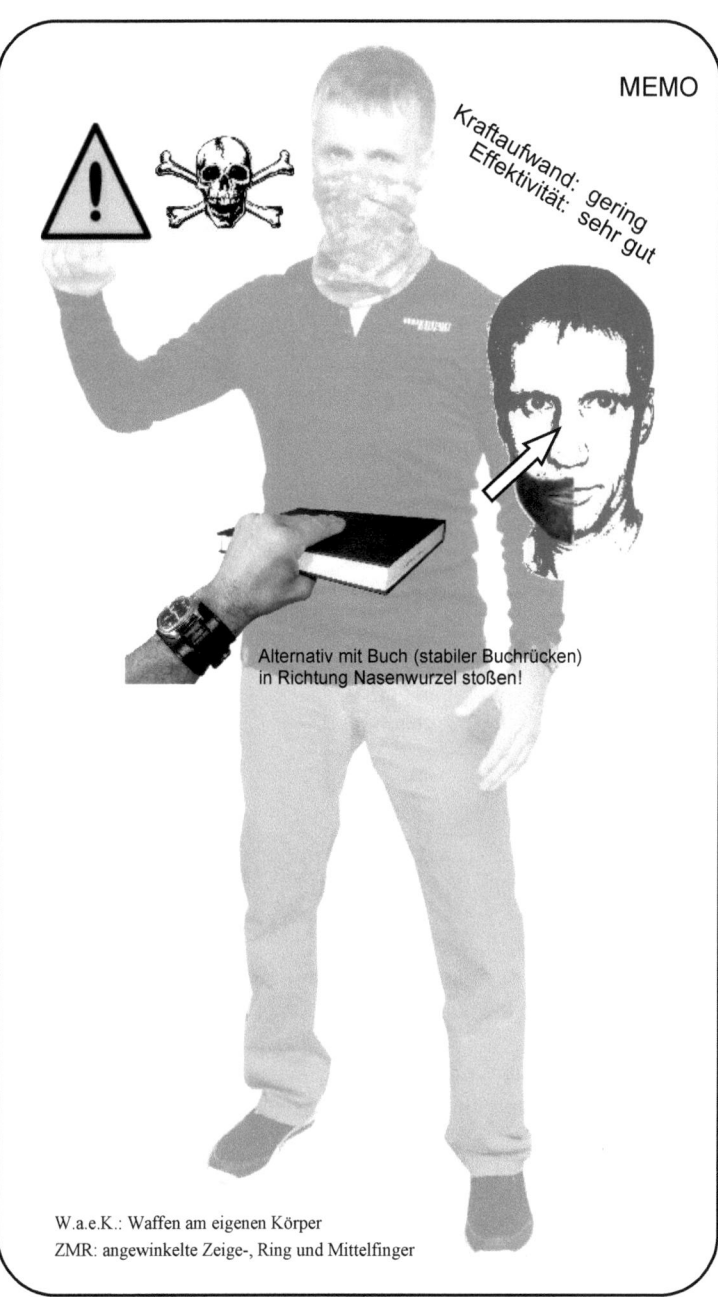

MEMO

Kraftaufwand: gering
Effektivität: sehr gut

Alternativ mit Buch (stabiler Buchrücken)
in Richtung Nasenwurzel stoßen!

W.a.e.K.: Waffen am eigenen Körper
ZMR: angewinkelte Zeige-, Ring und Mittelfinger

(6.11) SP – Nasensteg

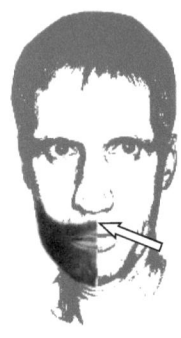

"Tools"
KSK
Buch

W.a.e.K.
(3.1) Seite 20

Handkante
Hammerschlag
ZMR
Buchrücken

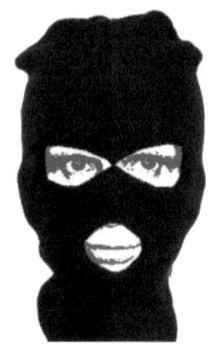

Auswirkungen:

1. Starker Druckschmerzen (obere Zahnwurzeln)
2. Tränen in den Augen
3. Bruch der Zahnwurzel
4. Platzen der Oberlippe

*Information:

A) *Stoß mit ZMR auf die Zahnwurzeln.

B) Mit der äusseren Handkante unter die Nase (Bereich: Oberhalb Oberlippe / Zahnwurzel) drücken / stoßen.

Optimaler Wirkungsbereich, wenn der Angreifer das Opfer von vorne klammert. Mit der Handkante oder ZMR mehrfach gegen diesen Schmerzpunkt schlagen. Hat man einen Kubotanstab* (oder Holzstück, Kugelschreiber etc.) griffbereit, damit gegen den Nasensteg pressen (mit aller Kraft!)

Auftrefffläche

Bewegungsrichtung

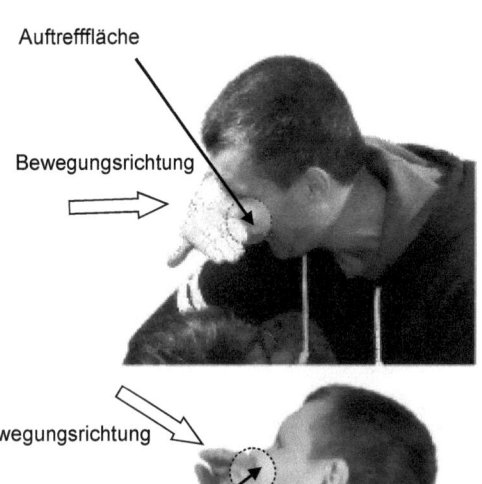

Bewegungsrichtung

Auftrefffläche

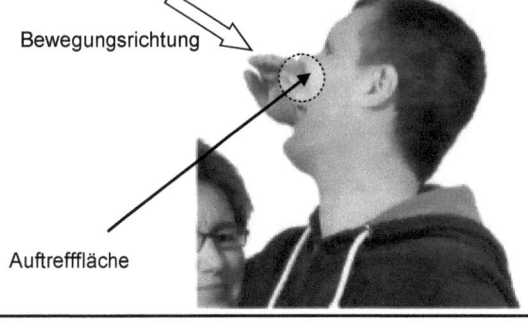

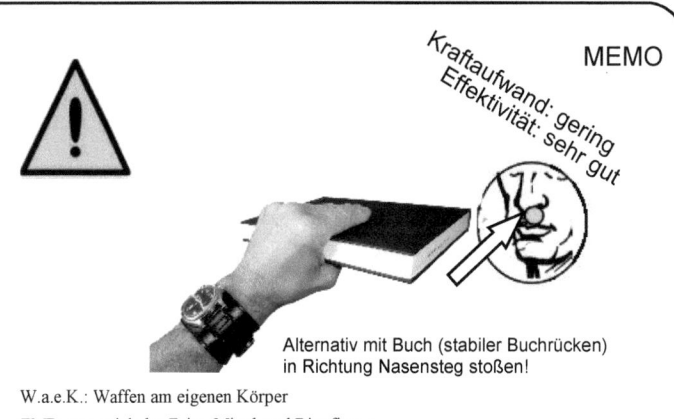

MEMO

Kraftaufwand: gering
Effektivität: sehr gut

Alternativ mit Buch (stabiler Buchrücken)
in Richtung Nasensteg stoßen!

W.a.e.K.: Waffen am eigenen Körper

ZMR: angewinkelte Zeige-Mittel-und Ringfinger

KSK: Kubotanstab / Stab / Kugelschreiber

(6.12) SP – Lippe (Piercing)

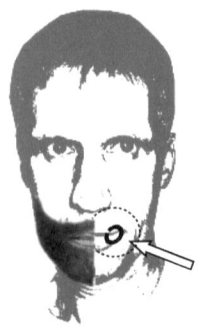

W.a.e.K.
(3.1) Seite 20

Hand / Hände
Hammerschlag
Handballenstoß

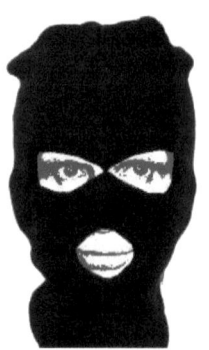

Auswirkungen:

1. stechender Wundschmerz (Abreißen, Draufschlagen)
2. reflexartiges Hochreißen der Hände

Informationen:

Auf den Stick / Piercingring schlagen / stoßen oder
besser, einfach abreißen.

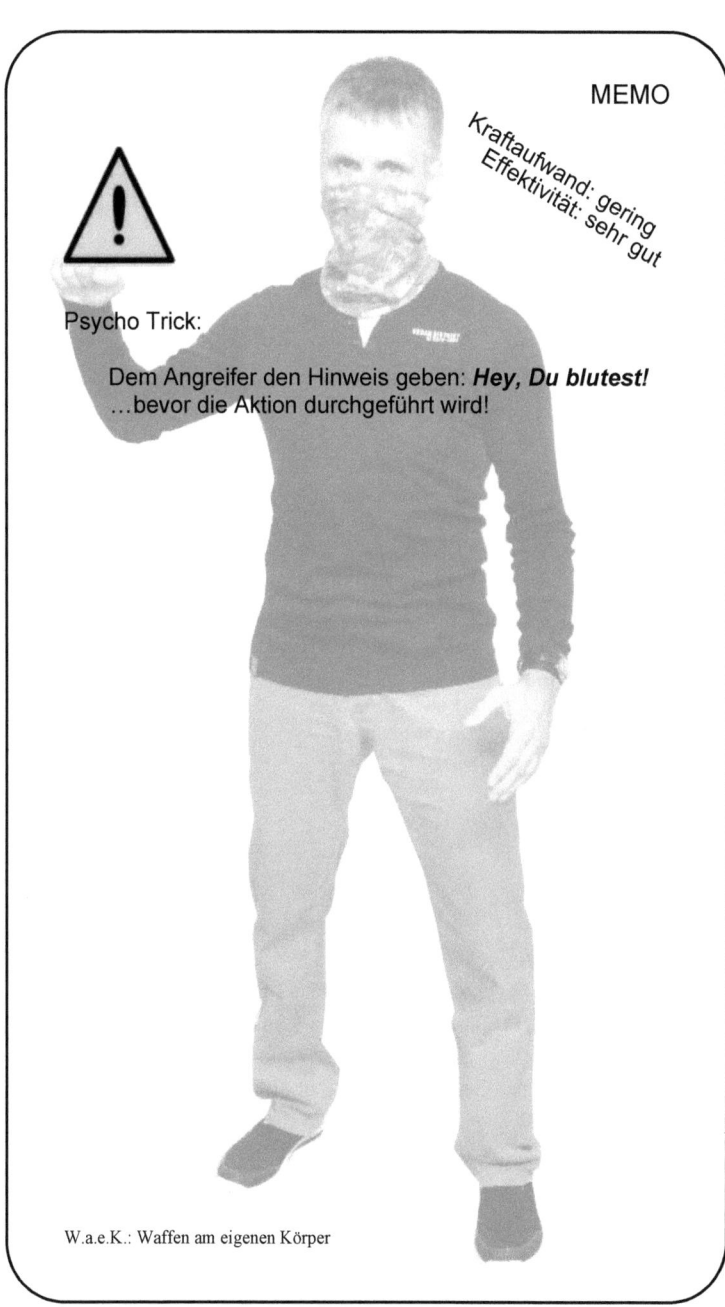

Kraftaufwand: gering
Effektivität: sehr gut

Psycho Trick:

Dem Angreifer den Hinweis geben: *Hey, Du blutest!*
…bevor die Aktion durchgeführt wird!

W.a.e.K.: Waffen am eigenen Körper

(6.13) SP – Jochbein

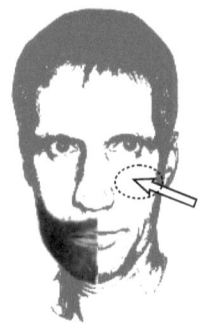

"Tools"
Buch
KSK
KSL

W.a.e.K.
(3.1) Seite 20
(3.2) Seite 21

Hammerschlag
Handballenstoß
Stirn
Hinterkopf

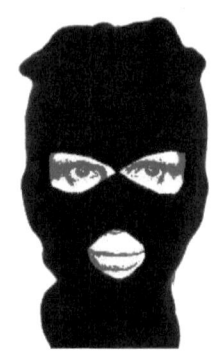

Auswirkungen:

1. Schwellung des Jochbeins
2. Punktuelle starke Schmerzen
3. Sichtbehinderung
4. Jochbeinbruch

Informationen:

Durch einen Hammerschlag / Kopfschlag oder Stoß mit dem Handballen auf diesen SP*, wird eine Schwellung verursacht. Diese kann so stark sein, dass es Probleme mit Orientierung gibt. Bei Anwendung mit einem Schlagmittel besteht die Gefahr eines Jochbeinbruchs.

Bewegungsrichtung

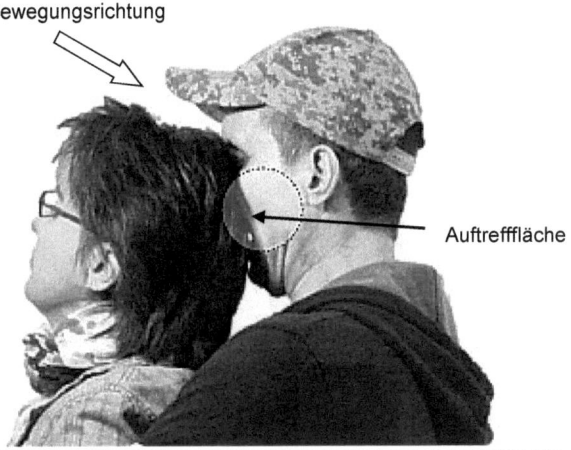

Auftrefffläche

MEMO

Kraftaufwand: gering
Effektivität: gut

Dieser Punkt ist im Kampfsport sehr beliebt. Durch häufige Treffer an dieser Stelle, wird dem Kämpfer die Sicht, und damit auch die Kontrolle der Situation, genommen.

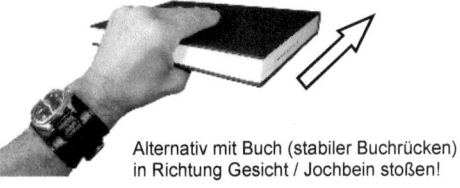

Alternativ mit Buch (stabiler Buchrücken)
in Richtung Gesicht / Jochbein stoßen!

W.a.e.K.: Waffen am eigenen Körper
KSK: Kubotanstab / Stab / Kugelschreiber
KSL: Knüppel / Stock / Luftpumpe

(6.14) SP – Kiefer / Kinnspitze

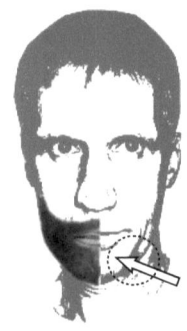

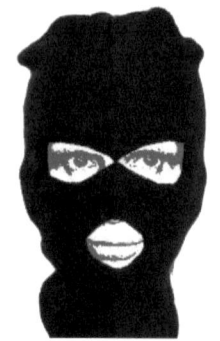

"Tools"
KSK
KSL

W.a.e.K.
(3.1) Seite 20
(3.2) Seite 21

Handballen
Hammerschlag
Stirn
Hinterkopf
Ellenbogen*

Auswirkungen:

1. Beeinflussung der Balance
2. Desorientierung
3. Kieferbruch
4. Kiefer hakt aus (Gelenk)
3. Bewustlosigkeit (K.O.)

Informationen:

Im Kampfsport (speziell Vollkontakt) ist dieser SP beliebt. So werden Gegner in das „Reich der Träume" geschickt! ...heißt, K.O. geschlagen. Das ist gar nicht so schwer, wenn man weiß, welche Stelle und welche „Waffe(n) am eigenen Körper" - (W.a.e.K.) eingesetzt werden muss.

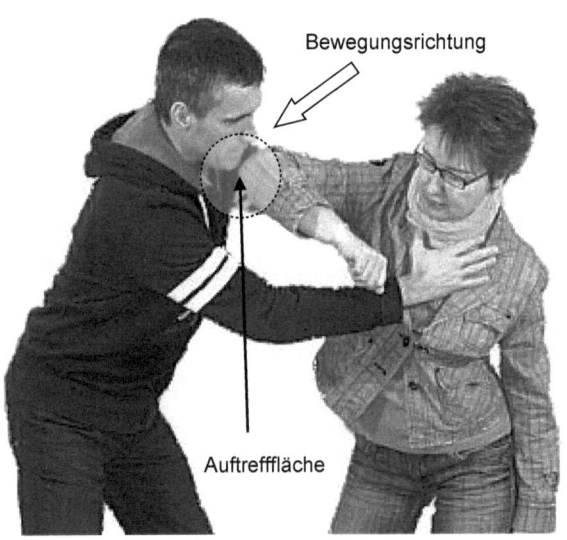

Bewegungsrichtung

Auftrefffläche

MEMO

Kraftaufwand: gering
Effektivität: sehr gut

Tipp: Handballen, Stirn und Hammerschlag:ergreifen der Haare, besser Nackenhaare (wenn sie vorhanden sind!) und den Kopf in den Nacken reißen. Somit wird der Kopf in eine ideale Position" gebracht!
Bei der Abwehr mit dem Hinterkopf darauf achten, dass das Verhältnis eigene Körpergrösse und die des Angreifers stimmt. Sonst besteht die Gefahr, dass der Hinterkopf auf die Stirn des Angreifers gestossen wird! In einem solchen Fall besteht die Möglichkeit, dass sich das Opfer selbst „verteidigungsunfähig" macht!

W.a.e.K.: Waffen am eigenen Körper
KSK: Kubotanstab / Stab / Kugelschreiber
KSL: Knüppel / Stock / Luftpumpe

(6.15) SP – Mund / Wange

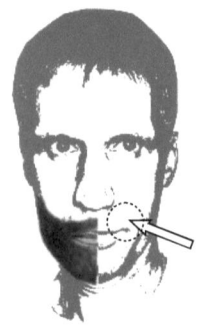

"Tools"
KSK

W.a.e.K.
(3.1) Seite 20

Zeigefinger / Daumen

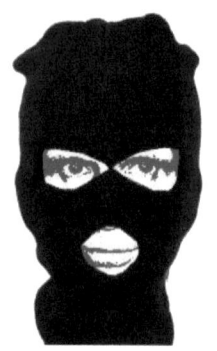

Auswirkungen:

1. Fixierung des Angreifers
2. stechender Schmerzpunkt
3. kontrollierender Griff

Informationen:

Zeigefinger in den Mund des Angreifers, Richtung Oberlippe, schieben. Dann sofort anwinkeln! Mit dem Daumen
von außen gegen den gekröpften Zeigefinger pressen und
die Oberlippe fixieren. Funktioniert auch im Wangenbe-
reich!

Auftrefffläche

Bewegungsrichtung

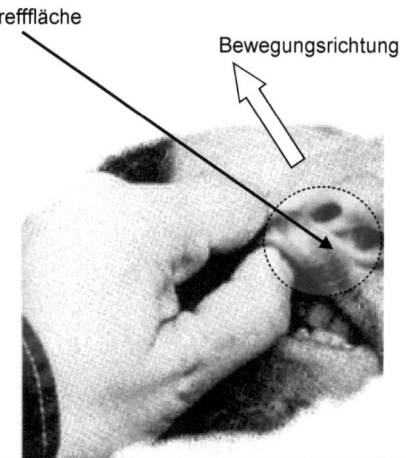

MEMO

Kraftaufwand: gering
Effektivität: gut

Hinweis:

Ein alter „Legionärstrick". Dieser DIRTY TRICK gehört sicherlich nicht zu den Favorit (schon aus hygienischen Gründen)! Aber er ist sehr wirkungsvoll!

W.a.e.K.: Waffen am eigenen Körper
KSK: Kubotanstab / Stab / Kugelschreiber

Schmerzpunkte (Sektoren 1,2,3)

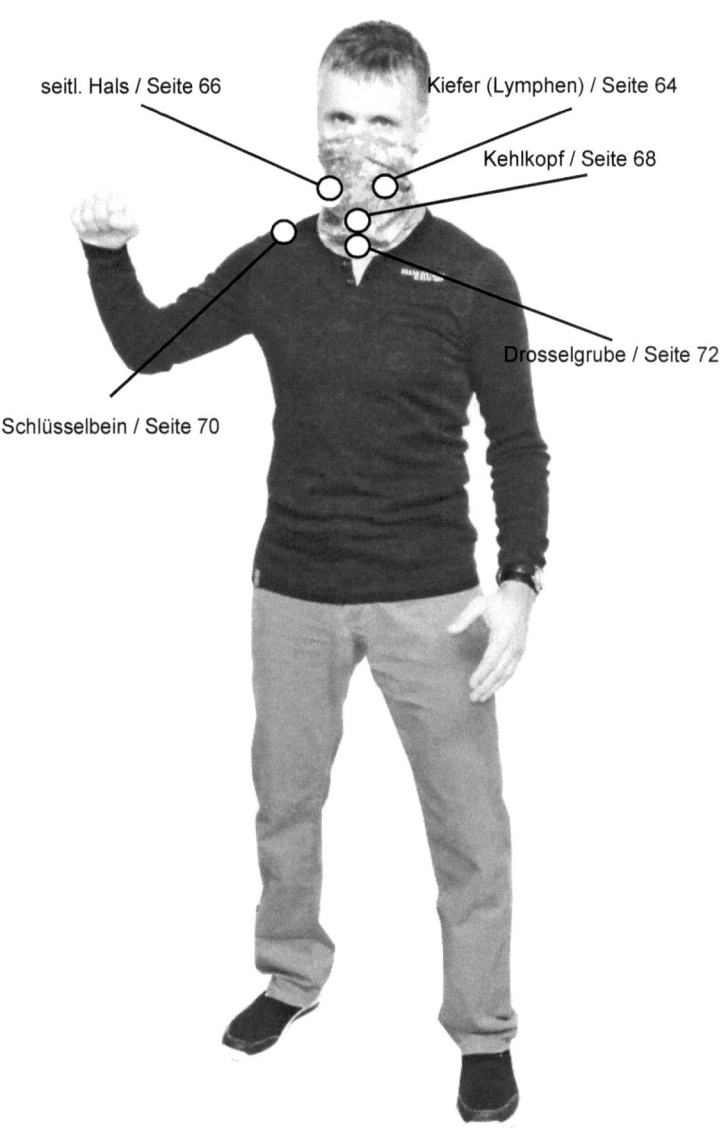

seitl. Hals / Seite 66

Kiefer (Lymphen) / Seite 64

Kehlkopf / Seite 68

Drosselgrube / Seite 72

Schlüsselbein / Seite 70

Bei paarweiser Anordnung wird nur ein Schmerzpunkt angezeigt bzw. beschrieben!

(6.16) SP – Hals / Kiefer („Lymphen")

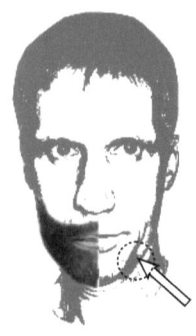

"Tools"
KSK

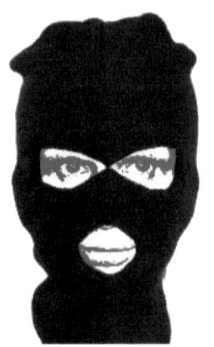

W.a.e.K.
(3.1) Seite 20

Lange Finger (ZMR)

Auswirkungen:

   1. starker Druckschmerz
   2. Disbalance (Kopfverlagerung in Stoßrichtung)

Informationen:

Stich mit Fingerspitzen (flache Hand ZMR) von unten nach oben. (Bereich zwischen Kiefer und Hals.) Siehe Seite 63.

„Stich" mit langen ZMR-Fingern zur Wange / seitl. Halsbereich

Gezeigt wird der „Stich" in die Wange (Pos.1)

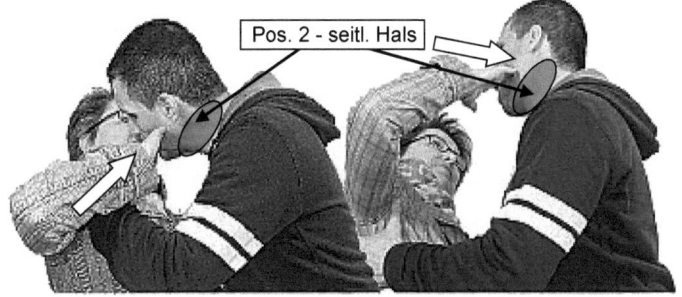

Pos. 2 - seitl. Hals

MEMO

Kraftaufwand: gering
Effektivität: sehr gut

Hinweis: Pos. 1

Auch eine gute Abwehr gegen „aufdringliche Knutscher"

W.a.e.K.: Waffen am eigenen Körper
KSK: Kubotanstab / Stab / Kugelschreiber
ZMR: angewinkelte Zeige-Mittel-und Ringfinger

(6.17) SP – Hals (seitlich/ hinten)

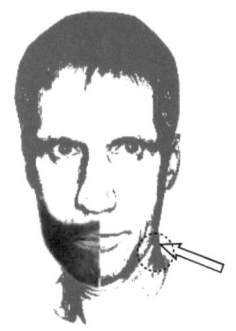

"Tools"
KSL
Buch

W.a.e.K.
(3.1) Seite 20
(3.2) Seite 21

Hammerschlag
Handkante
Ellenbogenstoß

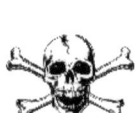

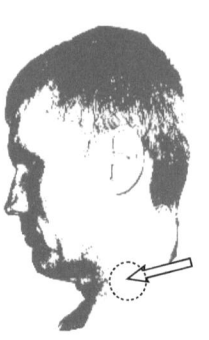

Auswirkungen:

1. Durch das Überstrecken der Halsmuskulatur nach vorne, kann der Angreifer diesen nicht mehr, zum Schutz, anspannen.
2. Der Schlag / Stoß in den Nacken wird die Feinmotorik Gehirn / Extremitäten empfindlich beeinträchtigen (z. B. Wegknicken der Beine)
3. Bewusstlosigkeit (beide Positionen)
4. Starke Druckschmerzen (beide Positionen)
5. Lebensbedrohung

Informationen:

Alle drei W.e.a.K`s können im Nacken- oder seitlichen Halsbereich angewendet werden. Im extremen Anwendungsfall (Leben / Tod) kann ein Schlagmittel zum Einsatz kommen.

Kraftaufwand: gering
Effektivität: sehr gut

ACHTUNG: hierbei besteht die Gefahr einer irreparablen bzw. lebensbedrohlichen Schädigung.

Begünstigenderweise sollte in die Haare des Angreifers gegriffen werden, um der Kopf nach vorne oder seitlich zu reißen.

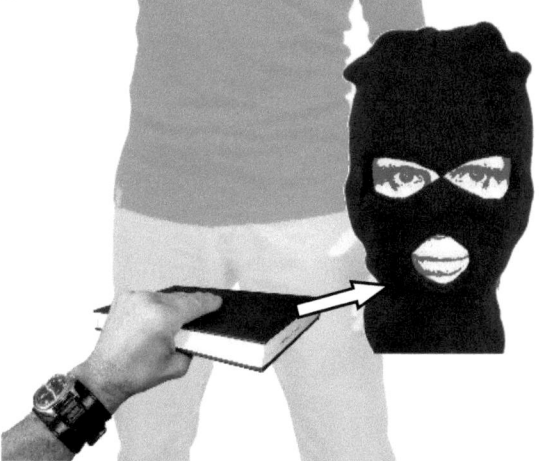

Alternativ mit Buch (stabiler Buchrücken) in Richtung seitlichen Hals stoßen!

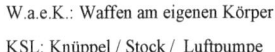

W.a.e.K.: Waffen am eigenen Körper

KSL: Knüppel / Stock / Luftpumpe

(6.18) SP – Kehlkopf

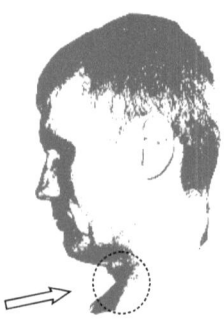

"Tools"
KSL
Buch

W.a.e.K.
(3.1) Seite 20
(3.2) Seite 21

Hammerschlag
Handkante
ZMR
Ellenbogenstoß

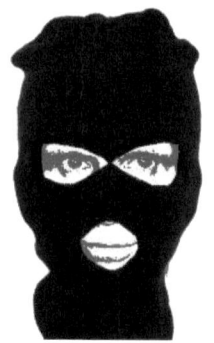

Auswirkungen:

1. spontaner Griff zum Halsbereich
2. Atemnot
3. Bewusstlosigkeit
4. Lebensberdohung

Informationen:

Durch gezielte Handkantenschläge (Innen- und Außenseite der Handkante) zum Kehlkopf, eine sehr effektive Methode, um sich gegen 2 oder 3 Angreifer effektiv zu verteidigen.

Stoß, Schlag zum Kehlkopf

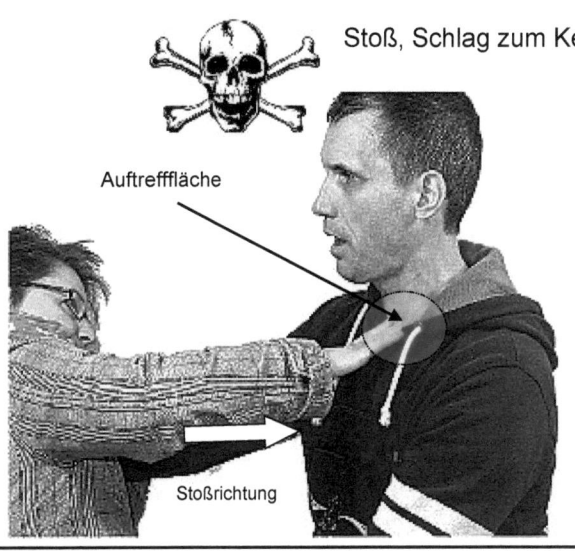

Auftrefffläche

Stoßrichtung

MEMO

Kraftaufwand: gering
Effektivität: extrem

Achtung:
Bei zu harten Schlägen oder Stößen besteht die Gefahr „Bruch des Kehlkopfes".
D. h. der Kehlkopf wird aus seiner Ursprungslage gerissen und kann den Blut- und Luftkreislauf abdrücken. Es kann lebensgefährlich für den Angreifer werden!

Anwendung dieses DIRTY TRICKS nur im äußersten Notfall !

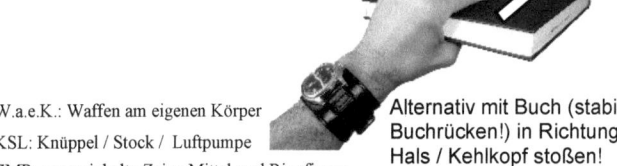

W.a.e.K.: Waffen am eigenen Körper
KSL: Knüppel / Stock / Luftpumpe
ZMR: angewinkelte Zeige-Mittel-und Ringfinger

Alternativ mit Buch (stabiler Buchrücken!) in Richtung Hals / Kehlkopf stoßen!

(6.19) SP – Schlüsselbein

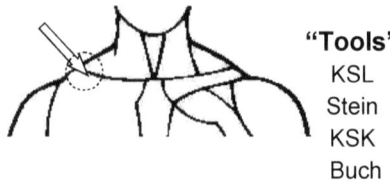

"Tools"
KSL
Stein
KSK
Buch

W.a.e.K.
(3.1) Seite 20
(3.2) Seite 21

Hammerschlag
Handballenstoß
Ellenbogenstoß

Auswirkungen:

1. Prellung
2. Starke Schmerzen
3. Bruch des Schlüsselbeins

Informationen:

Ein gezielter Hammerschlag oder Schlag mit einem Hilfe-tool (Knüppel, Stein etc.) kann das Schlüsselbein stark prellen oder sogar brechen. Eine Neutralisierung des entsprechenden Arms ist die Folge. Eine Kampfunfähigkeit des Angreifers ist hochwahrscheinlich!

MEMO

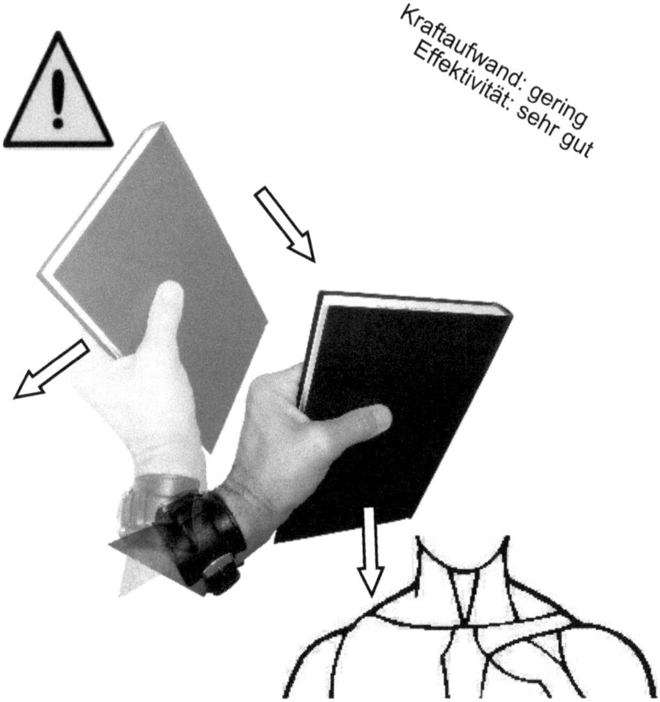
Kraftaufwand: gering
Effektivität: sehr gut

W.a.e.K.: Waffen am eigenen Körper

KSL: Knüppel / Stock / Luftpumpe

KSK: Kubotanstab / Stab / Kugelschreiber

(6.20) SP – Drosselgrube

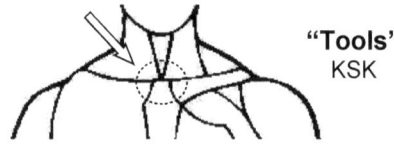

"Tools"
KSK

W.a.e.K.
(3.1) Seite 20

Ausgestreckte flache Hand
(Auftreffpunkt: Fingerspitzen)

Auswirkungen:

1. Abdrücken des Luftkreislaufs.
2. Würgegefühl
3. Bewusstlosigkeit bei extrem langen Druck

Informationen:

Die Drosselgrube befindet sich oberhalb des Brustbeins. Wenn man das Brustbein nach oben abtastet, fühlt man ein spitze Dreieck mit Spitze nach unten. An dem Punkt, wo das Spitze des „Dreiecks" endet, befindet sich die Drosselgrube. Drückt / rammt man die durchgedrückte Hand in diesen Bereich, wird der Angreifer ein Würgegefühl Erfahren.

Eine gute „Mann-Stopp" Methode

Stoß mit langen Fingern zur Drosselgrube

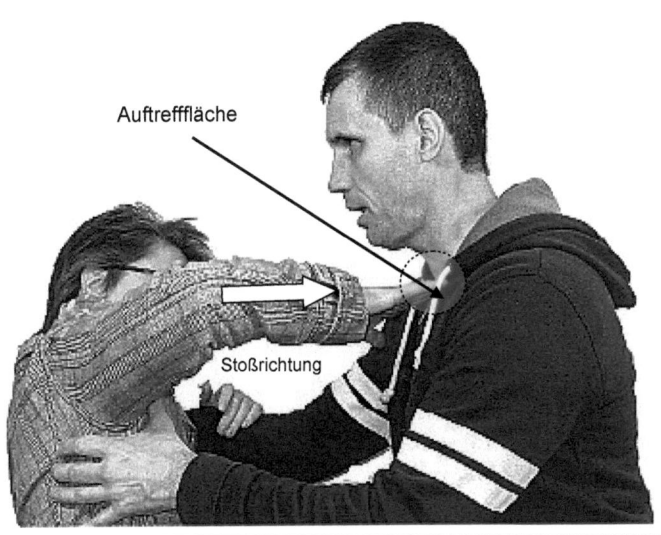

Auftrefffläche

Stoßrichtung

MEMO

Kraftaufwand: gering
Effektivität: gut

Hinweis:

Wenn man einer Person, die zu viel getrunken hat, auf diesen Punkt drückt, kann ein Übergeben / Erbrechen das Resultat sein.

W.a.e.K.: Waffen am eigenen Körper
KSK: Kubotanstab / Stab / Kugelschreiber

Schmerzpunkte (Sektoren 4,5,6)

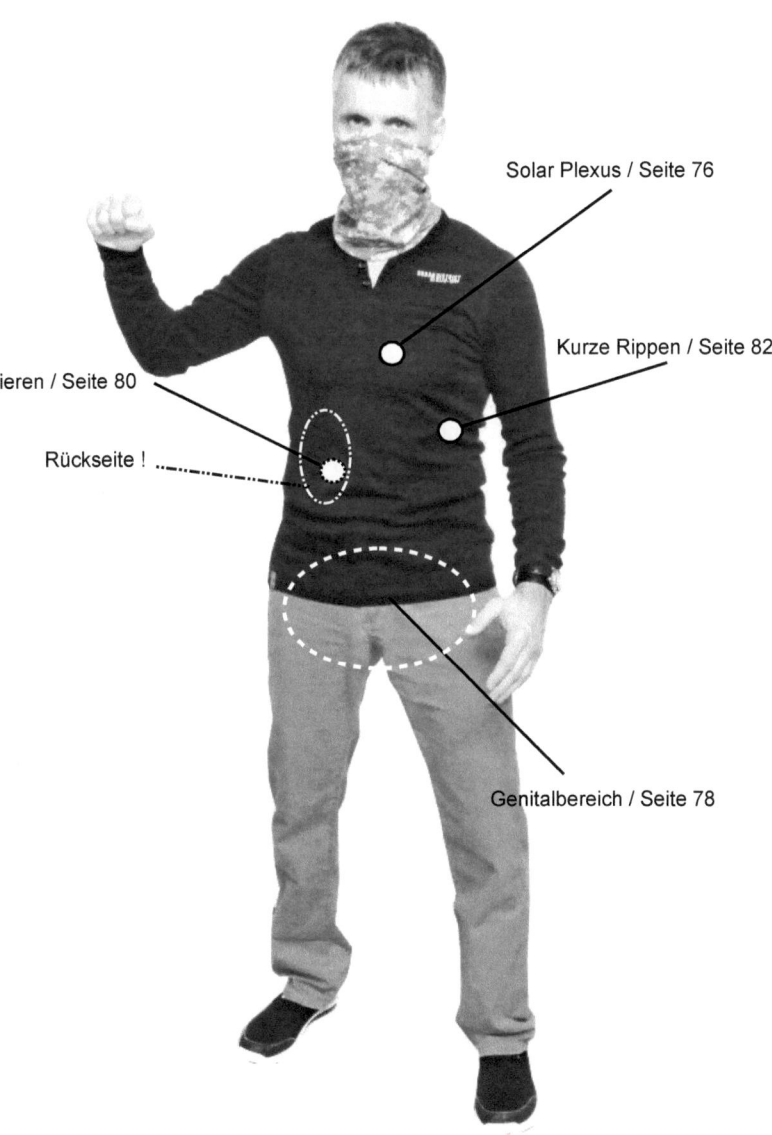

Solar Plexus / Seite 76

Kurze Rippen / Seite 82

...ieren / Seite 80

Rückseite !

Genitalbereich / Seite 78

Bei paarweiser Anordnung wird nur ein Schmerzpunkt angezeigt bzw. beschrieben!

(6.21) SP – Solar Plexus (Sonnengeflecht)

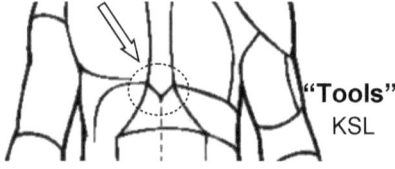

"Tools"
KSL

W.a.e.K.
(3.1) Seite 20
(3.2) Seite 21

Hammerschlag
Handballenstoß
Ellenbogen(spitze)stoß
Kopfstoß

Auswirkungen:

1. Atemnot
2. Verkrampfung des Oberkörpers
3. Bewusstlosigkeit

Informationen:

Es handelt sich um einen Schmerzpunkt, in dem sich eine Bündelung von Nerven befindet. Dieser Punkt: Solar Plexus (das Sonnengeflecht), befindet unterhalb des Brustbeins. Dort, wo die Spitze des „gefühlten" Dreiecks nach oben zeigt.

Ein gezielter Stoß mit der Faust, Kopf, Ellenbogenspitze, Hammeschlag oder Handballenstoß in diesen sensiblen Punkt, lässt (im günstigsten Fall) die Lichter beim Angreifer ausgehen (K.O.). Ansonsten ist mit einer Krampfung des Oberkörpers zu rechnen.

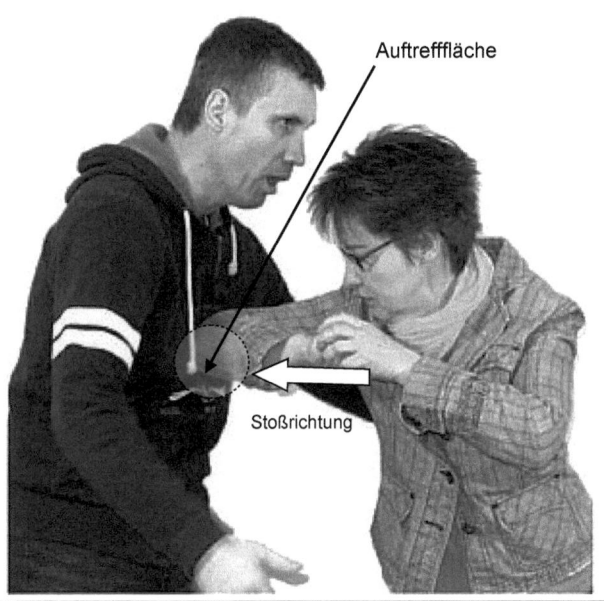

Auftrefffläche

Stoßrichtung

MEMO

Kraftaufwand: mässig
Effektivität: sehr gut

W.a.e.K.: Waffen am eigenen Körper
KSL: Knüppel / Stock / Luftpumpe

(6.22) SP – Genitalbereich*
(Bereich: unterhalb der Gürtellinie)

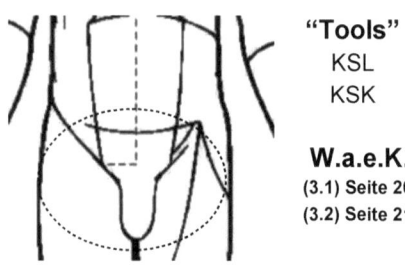

"Tools"
KSL
KSK

W.a.e.K.
(3.1) Seite 20
(3.2) Seite 21

Hammerschlag
Handballenstoß
Hände / Hand (greifen)
Knie
Fuß (-spitze)

Auswirkungen:

1. starker Schmerz, Übelkeit, Kreislaufprobleme, Bewusstlosigkeit
2. Hände werden reflexartig zum Genitalbereich gezogen
3. der Angreifer geht in Knie
4. Platzen der Blase

Information:

Beim Genitalbereich handelt es sich nicht ausschliesslich um den Geschlechtsbereich! Die Tatsache, dass der Darm und die Blase nicht von einem schützenden „Muskelpaket" umgeben wird, ist für den Verteidiger eine wichtige Information. Ein gezielter Hammerschlag, Kniestoß oder Stoß mit einem Gegenstand (Knüppel, Regenschirm etc.) in diesen Bereich, kann erhebliche Schmerzen und Verletzungen verursachen.
Darum sind diese Bereiche im Kampfsport (Wettkampf) eine „Tabuzone"!

Kraftaufwand: mässig
Effektivität: sehr gut

Achtung:

a) Gefahr durch Tritt / Kniestoß: Hodenquetschung (Männer) oder Schädigung des Darms oder der Blase.
b) Gefahr Tritt / Kniestoß: Bruch Schambeins (Frauen) oder Schädigung des Darms oder der Blase.

Ellenbogen- und Kniestoß in den Genitalbereich

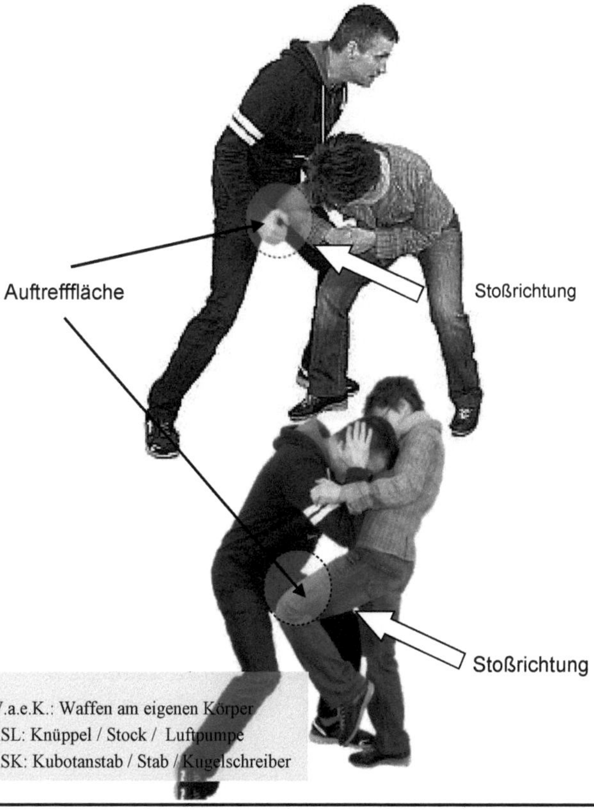

Auftrefffläche

Stoßrichtung

Stoßrichtung

W.a.e.K.: Waffen am eigenen Körper
KSL: Knüppel / Stock / Luftpumpe
KSK: Kubotanstab / Stab / Kugelschreiber

(6.23) SP – Nieren

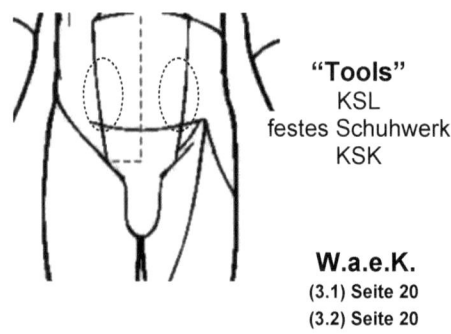

"Tools"
KSL
festes Schuhwerk
KSK

W.a.e.K.
(3.1) Seite 20
(3.2) Seite 20

Hammerschlag
Handballenstoß
ZMR
Knie
Fuß

Auswirkungen:

1. stark stechender Schmerzpunkt
2. Lähmung des Sprachzentrums
3. Verkrampfung des Oberkörpers
4. Reflexartiges Reißen der Hände zum Rücken
5. Reflexartiges Aufbäumen des Oberkörpers
6. Bewusstlosigkeit
7. Übelkeit, Erbrechen
8. Nierenriß

Information:

Die Nieren sind, wie auch der "Solar Plexus" (Sonnengeflecht) mit einem dünnen Nervengeflecht umspannt. Ein
starker Stoß / Stich lähmt förmlich das Sprachzentrum.
D. h. ein Schreien ist unmöglich!
Die Position der beiden Organe befinden sich oberhalb des
hinteren Tailienbereich.

Weiterer Effekt:

Der Oberkörper wird spontan ins Hohlkreuz gerissen. Guter Verteidigungsbereich für eine Fremdverteidigung / Hilfsmaßnahme zum Schutz anderer "Opfer". Durch einen gezielten Schlag, Stockschlag oder Fußstoß (Fußspitze) in diesen Vitalpunkt kann eine Fremdverteidigung eingeleitet werden, wenn der Angreifer auf dem Opfer sitzt oder liegt!

MEMO

Kraftaufwand: gering
Effektivität: sehr gut

Vorsicht:

Es besteht die Gefahr einer Schädigung dieser Organe!

W.a.e.K.: Waffen am eigenen Körper

KSL: Knüppel / Stock / Luftpumpe

KSK: Kubotanstab / Stab / Kugelschreiber

ZMR: angewinkelte Zeige-Mittel-und Ringfinger

(6.24) SP – „Kurze Rippen"

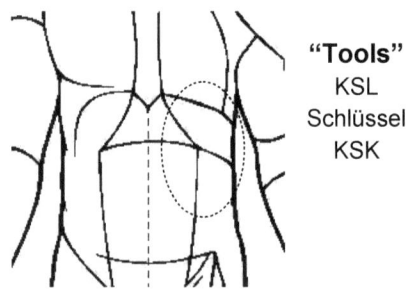

"Tools"
KSL
Schlüssel
KSK

W.a.e.K.
(3.1) Seite 20
(3.1) Seite 20

Hammerschlag
Handballenstoß
ZMR
Knie
Fuß (-spitze)

Auswirkungen:

1. Kurzatmigkeit
2. Übelkeit
3. Krampfen des Oberkörpers
4. Rippenbruch

Information:

Dieser SP ist im Kampfsport bekannt und gefürchtet.
Falsche Atmung (Ein- statt Ausatmung) begünstigt einen
Bruch der Rippe / Rippen. D. h. während einer Verteidigung sollte man(n) (Frau) den Moment abpassen, in der
sich der Täter im "Redefluss" befindet.

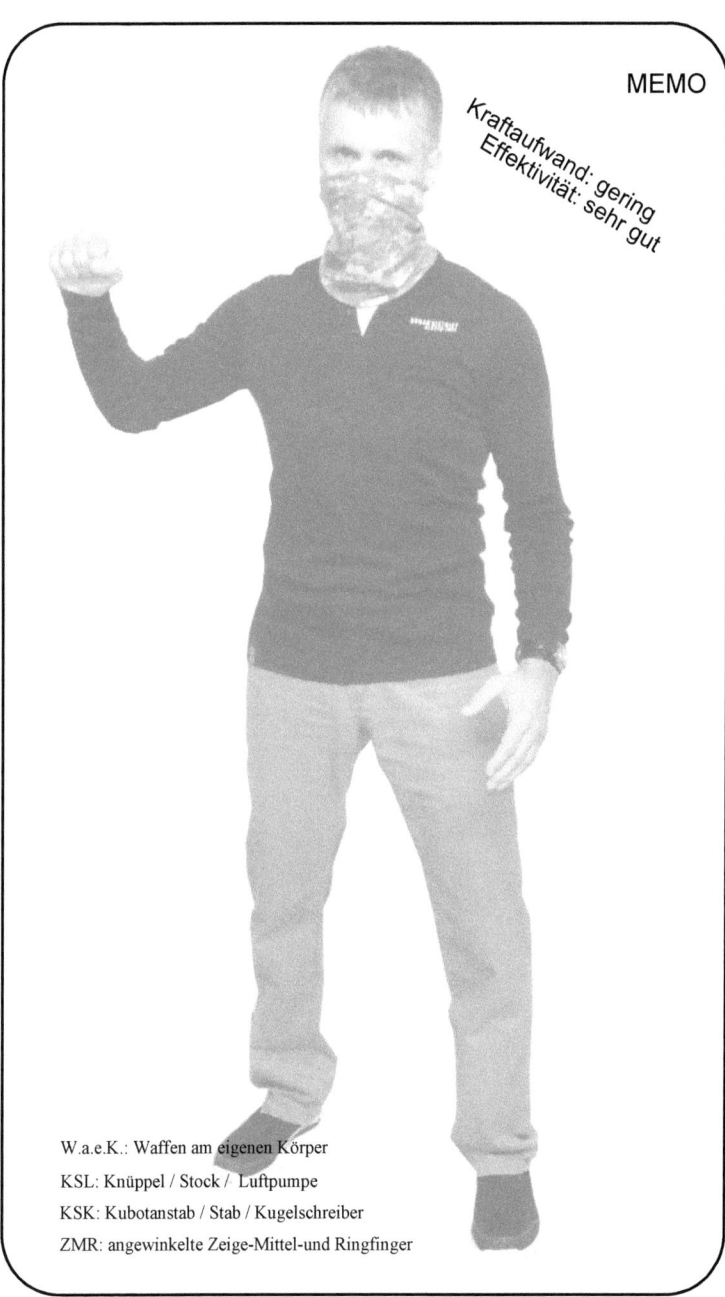

Kraftaufwand: gering
Effektivität: sehr gut

W.a.e.K.: Waffen am eigenen Körper

KSL: Knüppel / Stock / Luftpumpe

KSK: Kubotanstab / Stab / Kugelschreiber

ZMR: angewinkelte Zeige-Mittel-und Ringfinger

Schmerzpunkte (Sektoren 4,5,6)

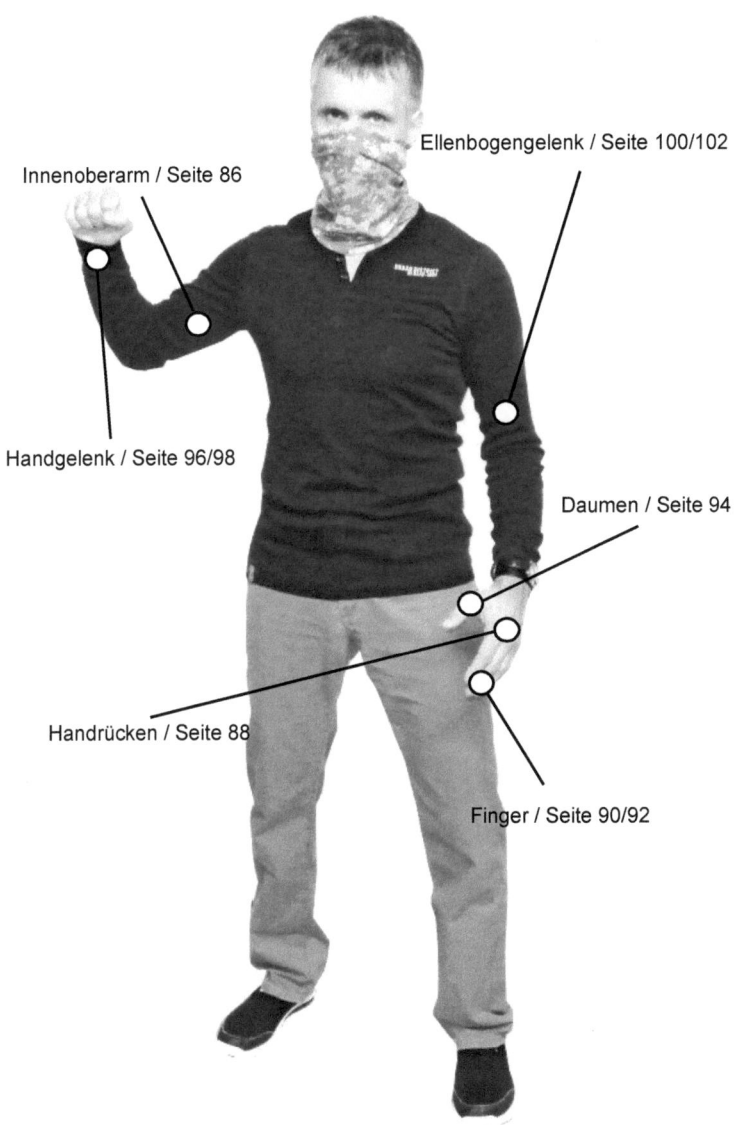

Ellenbogengelenk / Seite 100/102

Innenoberarm / Seite 86

Handgelenk / Seite 96/98

Daumen / Seite 94

Handrücken / Seite 88

Finger / Seite 90/92

Bei paarweiser Anordnung wird nur ein Schmerzpunkt angezeigt bzw. beschrieben!

(6.25) SP – Innenoberarm

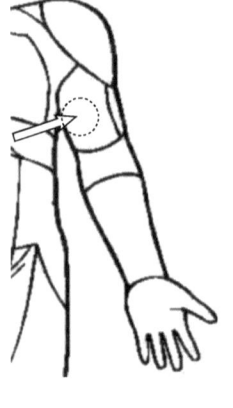

"Tools"
KSK
SzF

W.a.e.K.
(3.1) Seite 20
(3.2) Seite 21

Hand
Fingernägel

Auswirkungen:

1. stechender Schmerzpunkt
2. Verkrampfung der Muskulatur

Informationen:

Mit Daumen und Zeigefinger in die Haut (..., wir sprechen von einer "Babyhaut") kneifen und verdrehen.
Hartgesottene reißen dann diesen „Hautfetzen" raus! Was auch gut und effektiv ist, mit den spitzen Fingernägeln (wenn sie denn vorhanden sind) in den Innenarmbereich kratzen. Gut um einen genetischen Fingerabdruck vom Täter zu bekommen. Leider ist die Effektivität von der Bekleidung des Angreifers abhängig. Ein "T-Shirtträger" ist da schon zugänglicher! Man könnte sagen, es ist ein „Sommer - DIRTY TRICKS).
Um diesen Umstand zu umgehen, kann man auch mit einem "Tool" attackieren!

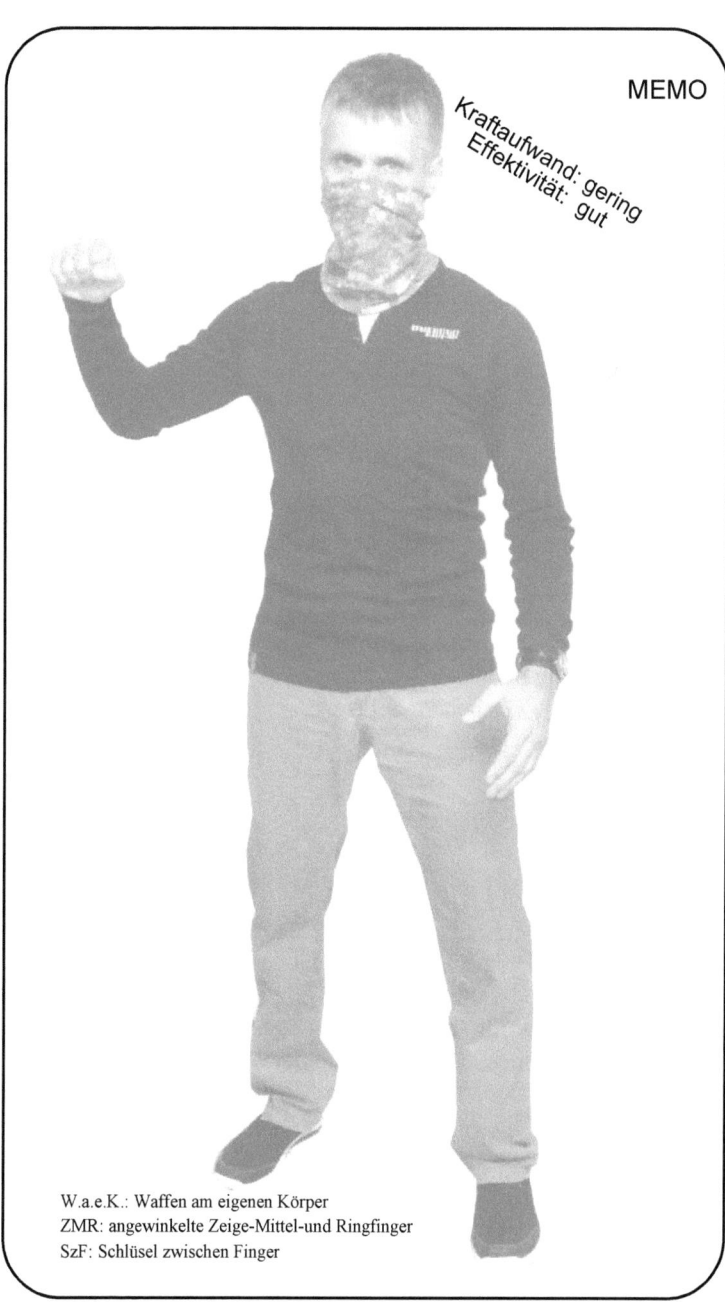

Kraftaufwand: gering
Effektivität: gut

W.a.e.K.: Waffen am eigenen Körper
ZMR: angewinkelte Zeige-Mittel-und Ringfinger
SzF: Schlüsel zwischen Finger

(6.26) SP – Handrücken

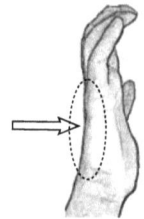

"Tools"
Feuerzeug / KSK
KSL
Buch
Schlüssel (SzF)

W.a.e.K.
(3.1) Seite 20

ZMR
Fingernägel
Hammerschlag

Auswirkungen:

1. Knochenprellung
2. Starker stechender Schmerz
3. Knochenbruch

Informationen:

Mit der geschlossen Faust, Trefffläche erste Gelenkreihe oder einem spitzen Gegenstand (Kugelschreiber, Holzstück oder Kubotanstab) auf den Handrücken stoßen / schlagen. Je fester der Griff des Angreifers, desto höher ist die Chance, dass ein Bruch der Knochen stattfindet.
Die Knochen in diesem Bereich der Hand sind sehr dünn.

Ich nenne sie "Hühnerknochen".

Stoß auf Handrücken mit W.e.a.K. und Tool

Stoßrichtung

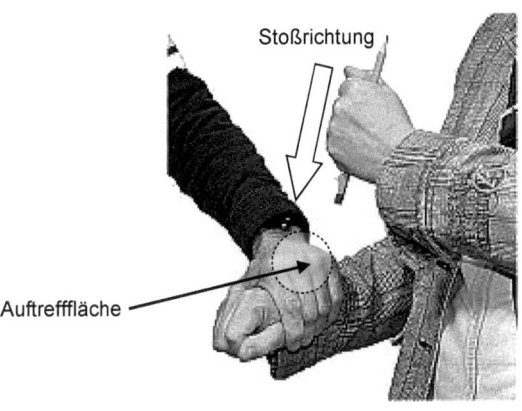

Auftrefffläche

Stoßrichtung

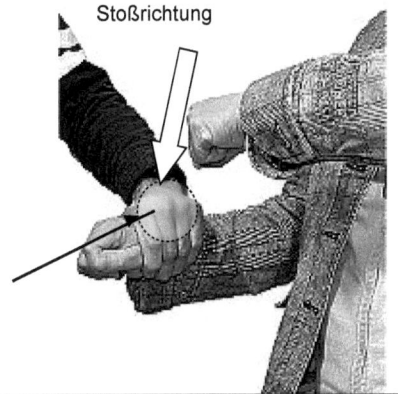

Auftrefffläche

MEMO

Kraftaufwand: gering
Effektivität: sehr gut

W.a.e.K.: Waffen am eigenen Körper

KSL: Knüppel / Stock / Luftpumpe

KSK: Kubotanstab / Stab / Kugelschreiber

SzF: Schlüsel zwischen Finger

ZMR: angewinkelte Zeige-Mittel-und Ringfinger

(6.27) SP – Finger (Kleine Finger)

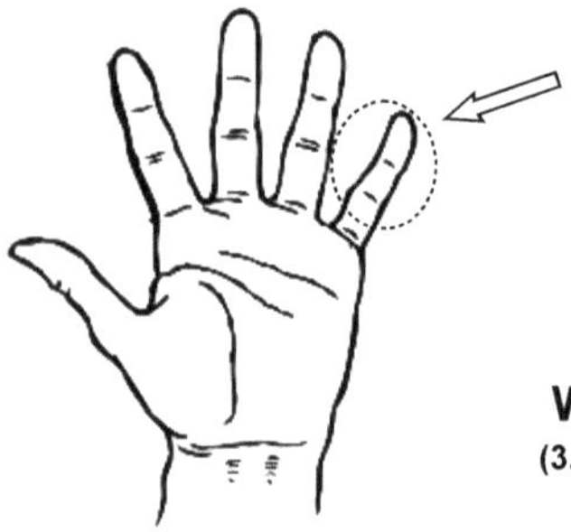

W.a.e.K.
(3.1) Seite 20

Hand / Hände

Auswirkungen:

1. Gelenkbruch

Informationen:

Mit der Hand die kleinen Finger ergreifen und seitlich wegbiegen. Um einen Test durchzuführen, einfach eine dünne
Karotte (Durchmesser ca. kleiner Finger) fest mit der Hand
umschließen. Einen „fingerlanges Stück" überstehen lassen
(Simulation: kleiner Finger) und diesen „Stumpen" seitlich
wegbiegen. Irgendwann knackt es, dann ist das „Gelenk"
gebrochen!

Kleinen Finger abknicken oder Gelenkbruch

Bewegungsrichtung

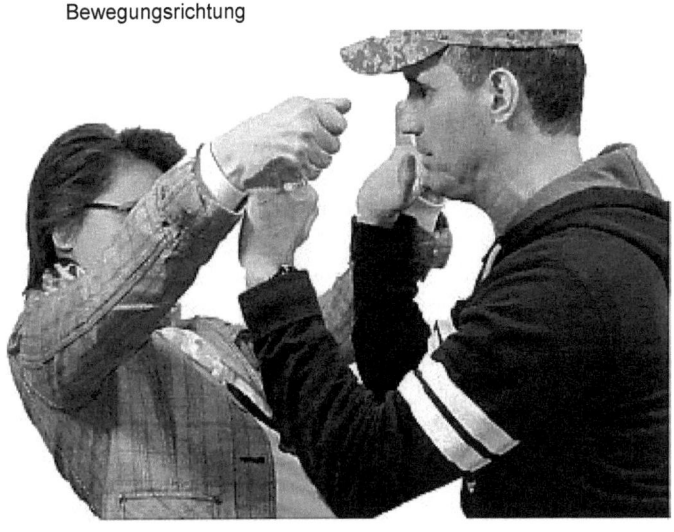

MEMO

Kraftaufwand: gering
Effektivität: sehr gut

W.a.e.K.: Waffen am eigenen Körper

(6.28) SP – Finger II (Mittel / Ringfinger)

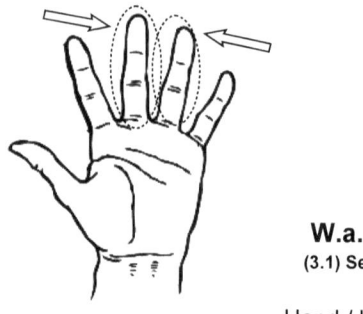

W.a.e.K.
(3.1) Seite 20

Hand / Hände

Auswirkungen:

1.   Gelenkbruch

Informationen:

Diesen Fingertyp in Richtung Handrücken verbiegen.
Zwecks Simulation nehme man (-n) (Frau) eine fingerdicke
Karotte, umschließt diese mit der Hand. Im Bereich "kleiner
Finger" lässt man das Kopfende dieses Gemüses, fingerlang,
überstehen. Diese Ende ergreifen und solange verbiegen,
bis es bricht.

Zeige-, Ringfinger abknicken oder Gelenkbruch

Bewegungsrichtung

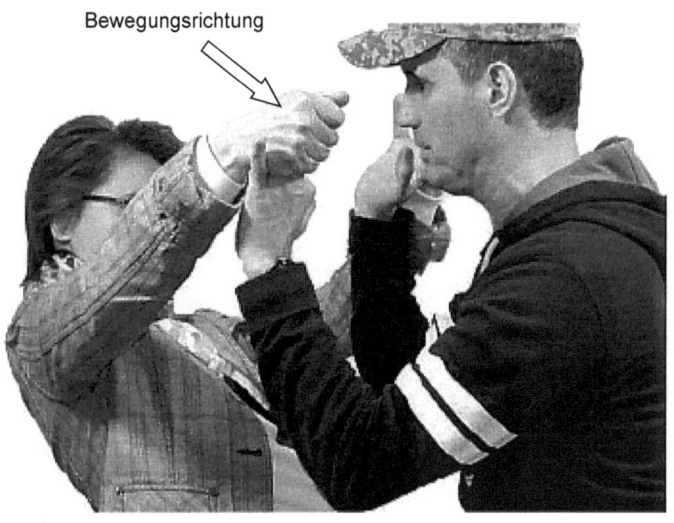

MEMO

Kraftaufwand: mässig
Effektivität: sehr gut

W.a.e.K.: Waffen am eigenen Körper

(6.29) SP – Daumen

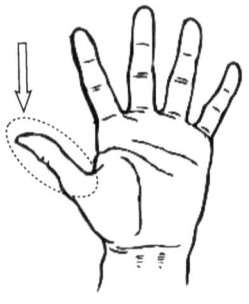

W.a.e.K.
(3.1) Seite 20

Hand / Hände

Auswirkungen:

    1.   Gelenkbruch

Informationen:

    Den Daumen in Greifrichtung (!) weiter einbiegen. Durch diese Verlängerung der "Knickrichtung", wird der Daumen aus dem Gelenk gerissen. Siehe Fotos auf Seite 95.

Bewegungsrichtung (1)

Einknicken des Daumen

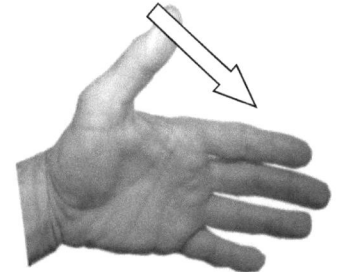

Bewegungsrichtung (2)

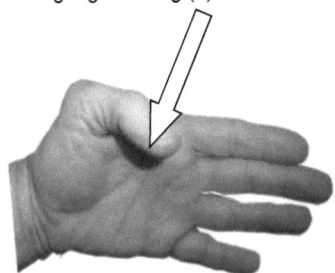

Bewegungsrichtung (3)

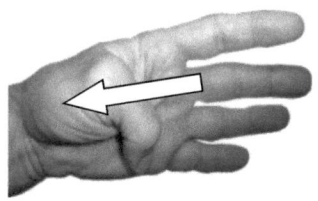

MEMO

Kraftaufwand: mässig
Effektivität: gut

W.a.e.K.: Waffen am eigenen Körper

(6.30) SP - Handgelenk

W.a.e.K.

(3.1) Seite 20

Hand / Hände

Auswirkungen:

1. Handgelenkbruch
2. Überdehnung

Informationen:

Beim Beugen oder Verdrehung, mittels Handbeuge(Dreh) Hebel, wird das Handgelenk des Angreifers stark über- dehnt. Beim ruckartigen Beugen bzw. einer ruckartigen Verdrehung kann das Handgelenk im Bereich Handwurzel brechen bzw. es reissen die Sehnen.

Handbeuge(-Dreh)hebel

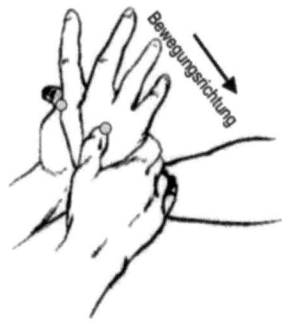

Kraftaufwand: mässig
Effektivität: sehr gut

Achtung:

Ein solcher "Bruch" kann irreparable Folgen haben!

W.a.e.K.: Waffen am eigenen Körper

(6.31) SP – Handgelenk II
(seitliche Innenseite – Bereich; Verlängerung
des Daumens, ca. 5-7cm ab Handwurzel gemessen)

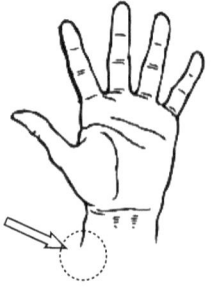

"Tools"
KSL

Auswirkungen:

1. "Elektrischer" Schlag
2. Prellung
3. Knochenabsplitterung

Informationen:

Hält der Angreifer einen Gegenstand in der Hand, kann mit
einem Schlagmittel: wie Knüppel, Luftpumpe, Regenschirm etc., genau auf diesen Bereich geschlagen werden.
Der Angreifer wird den Effekt „elektrischer Schlag" spüren
und seine Hand öffnen. Ein heftiger Stockschlag kann zu
einer Absplitterung des Knochens oder Bruch führen.

Schlag mit Tools gegen das Handgelenk

Schlagrichtung

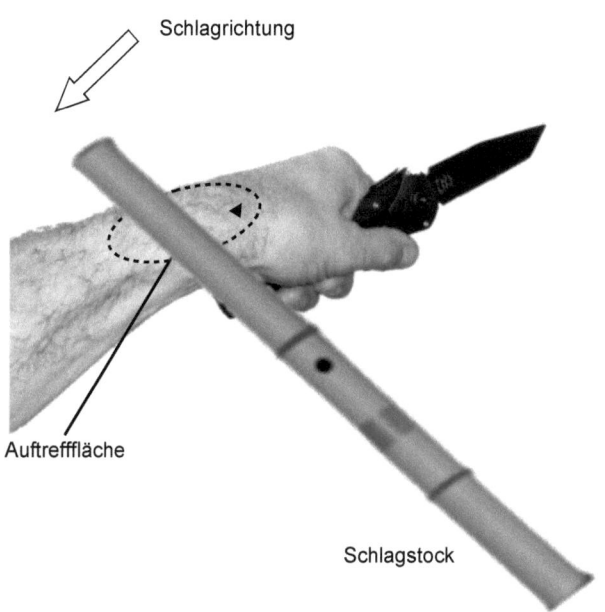

Auftrefffläche

Schlagstock

MEMO

Kraftaufwand: gering
Effektivität: sehr gut

KSL: Knüppel / Stock / Luftpumpe

(6.32) SP – Ellenbogengelenk I

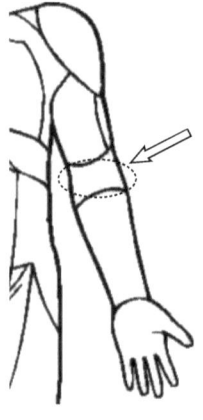

W.a.e.K.
(3.1) Seite 20
(3.2) Seite 21

Hammerschlag
Kniestoß
Handballen
Fuß

Auswirkungen:

1. Stauchung
2. Gelenkbruch

Informationen:

Einen Ellenbogen- / Kniestoß in das Gelenk, in Richtung „Sperre", heißt entgegen der Bewegung des Gelenks des Ellenbogen. Dies führt im günstigsten Fall (aus Sicht des Angreifers) zur Stauchung. Bei einem harten Kniestoß (vertikal), Hammerschlag bzw. Stoß mit dem Handballen bricht das Gelenk. Eine Kampfunfähigkeit ist die Folge.

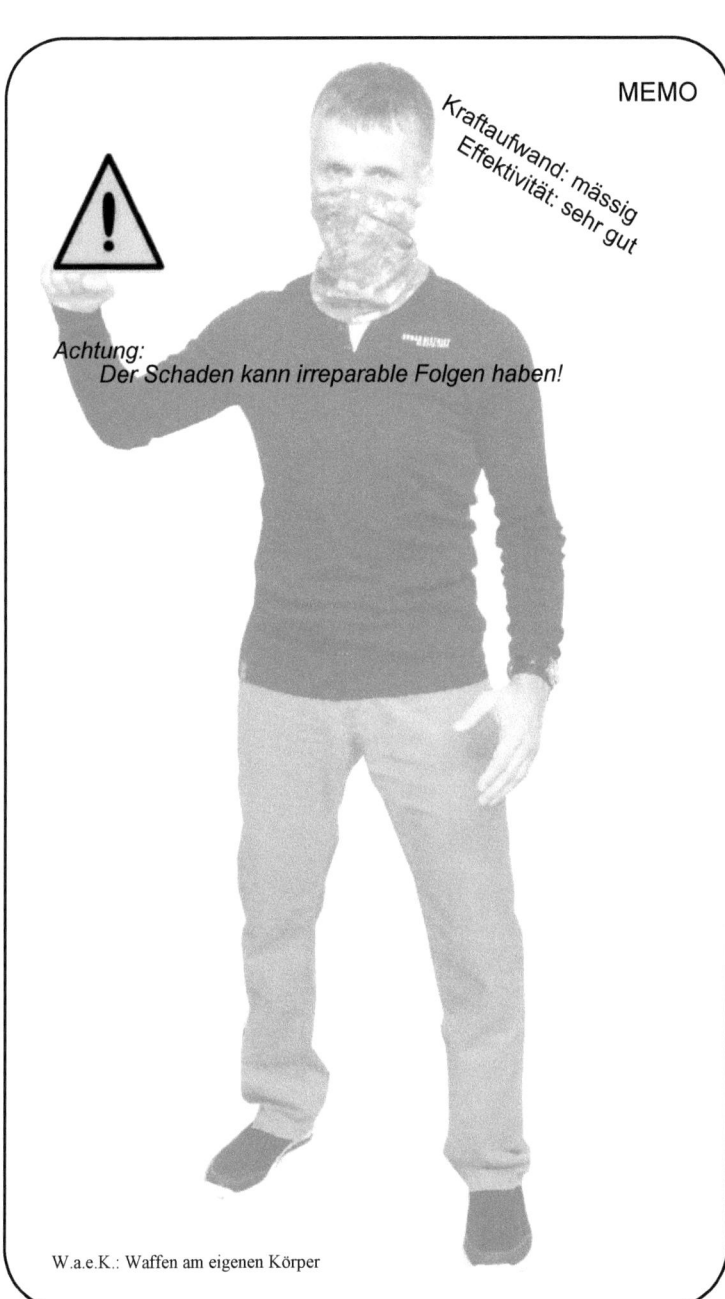

Kraftaufwand: mässig
Effektivität: sehr gut

Achtung:
Der Schaden kann irreparable Folgen haben!

W.a.e.K.: Waffen am eigenen Körper

(6.33) SP – Ellenbogengelenk II

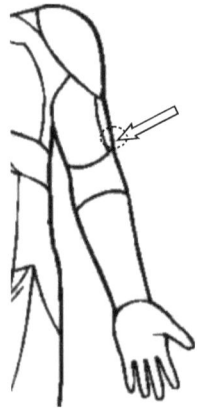

"Tools"
KSL

W.a.e.K.
(3.1) Seite 20

Faust
Handkante

Auswirkungen:

1. "Elektrischer" Schlag

Informationen:

Dieser Punkt befindet ca. 3 Fingerbreit vom Ellenbogengelenk, des äußeren Unterarms, entfernt. Ein gezielter
Schlag mit der Handkante, ZMR oder z. B. Knüppel,
paralysiert die Nerven (Empfindung: wie ein elektrischer
Schlag).

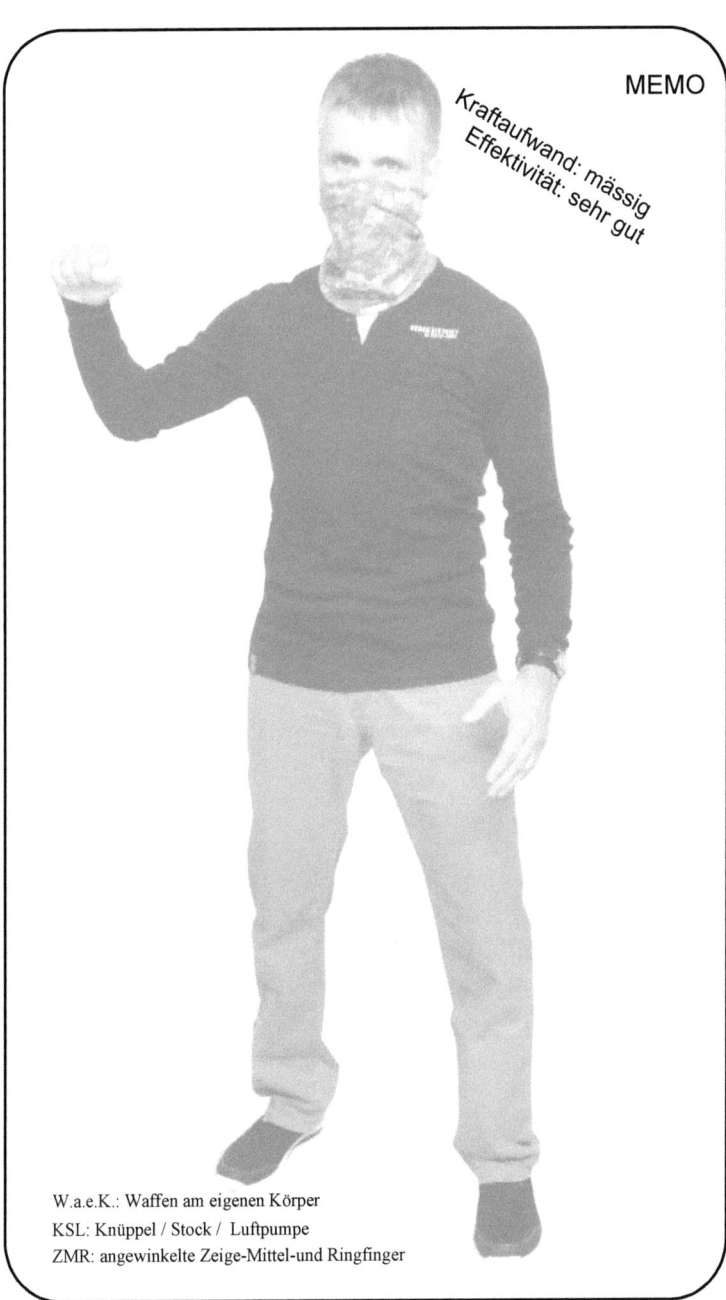

Kraftaufwand: mässig
Effektivität: sehr gut

W.a.e.K.: Waffen am eigenen Körper
KSL: Knüppel / Stock / Luftpumpe
ZMR: angewinkelte Zeige-Mittel-und Ringfinger

Schmerzpunkte (Sektoren 7,8,9)

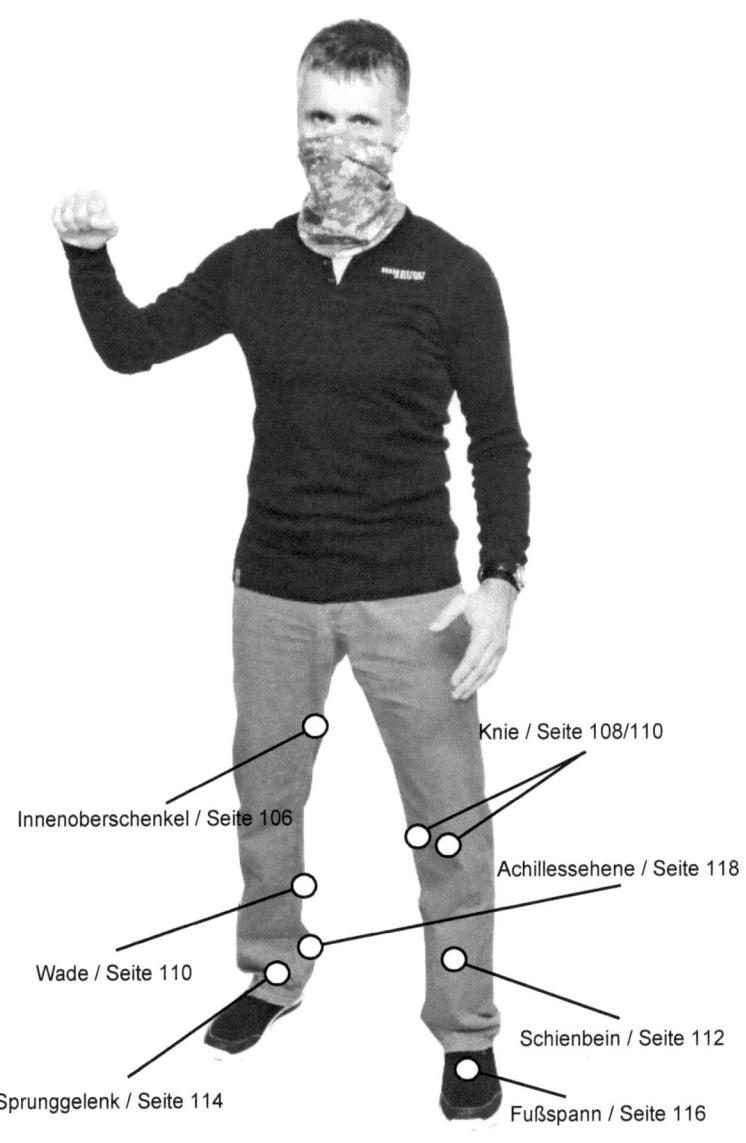

Knie / Seite 108/110

Innenoberschenkel / Seite 106

Achillessehene / Seite 118

Wade / Seite 110

Schienbein / Seite 112

Sprunggelenk / Seite 114

Fußspann / Seite 116

Bei paarweiser Anordnung wird nur ein Schmerzpunkt angezeigt bzw. beschrieben!

(6.34) SP – Innenoberschenkel

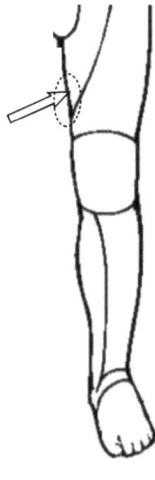

"Tools"
SzF

W.a.e.K.
(3.1) Seite 20
(3.2) Seite 21

Hand
Fuß (-spitze)

Auswirkungen:

1. stechender Schmerzpunkt
2. Verkrampfung der Muskulatur

Informationen:

Der Innenoberschenkel ist in diesem Bereich sehr empfind-lich. Ein starkes Kneifen oder ein Stich mit den Tools "KSK" verursacht einen fiesen Schmerz. Ein Tritt mit der Fußspitze (Angreifer liegt z.B. am Boden) verursacht eine Verkrampf-ung der Muskulatur. Leider ist der Effekt abhängig von der Bekleidung des Angreifers. Eine enge bzw. feste Hosen schützt den Angreifer.

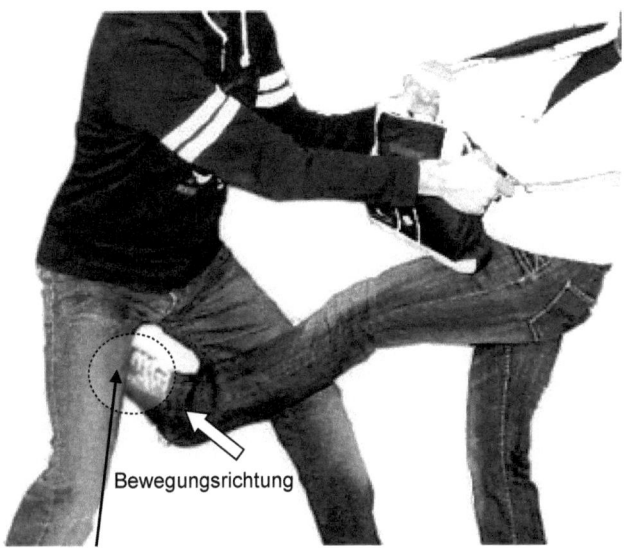

Bewegungsrichtung

Auftrefffläche

MEMO

Kraftaufwand: gering
Effektivität: gut

W.a.e.K.: Waffen am eigenen Körper
SzF: Schlüssel zwischen Finger

(6.35) SP – Kniegelenk (seitlich)

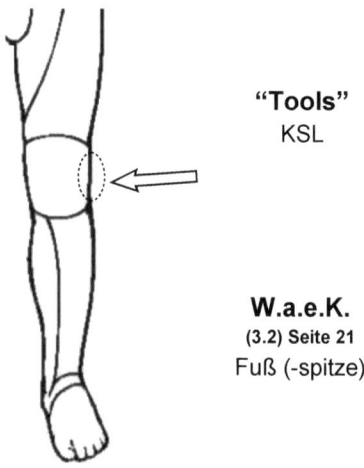

"Tools"
KSL

W.a.e.K.
(3.2) Seite 21
Fuß (-spitze)

Auswirkungen:

1. Instabilität (Disbalance)
2. Bänderriss (Disbalance)

Informationen:

Ein Tritt in das seitliche Kniegelenk, führt zu einer Destabi-lisierung des Gleichgewichts, Ist der Tritt gezielt, kann es zum Riss der Kreuzbänder kommen. Instabilität und eine Disbalance sind die Folge. Ein Stockschlag kann eine Ab-splitterung des Knochens verursachen.

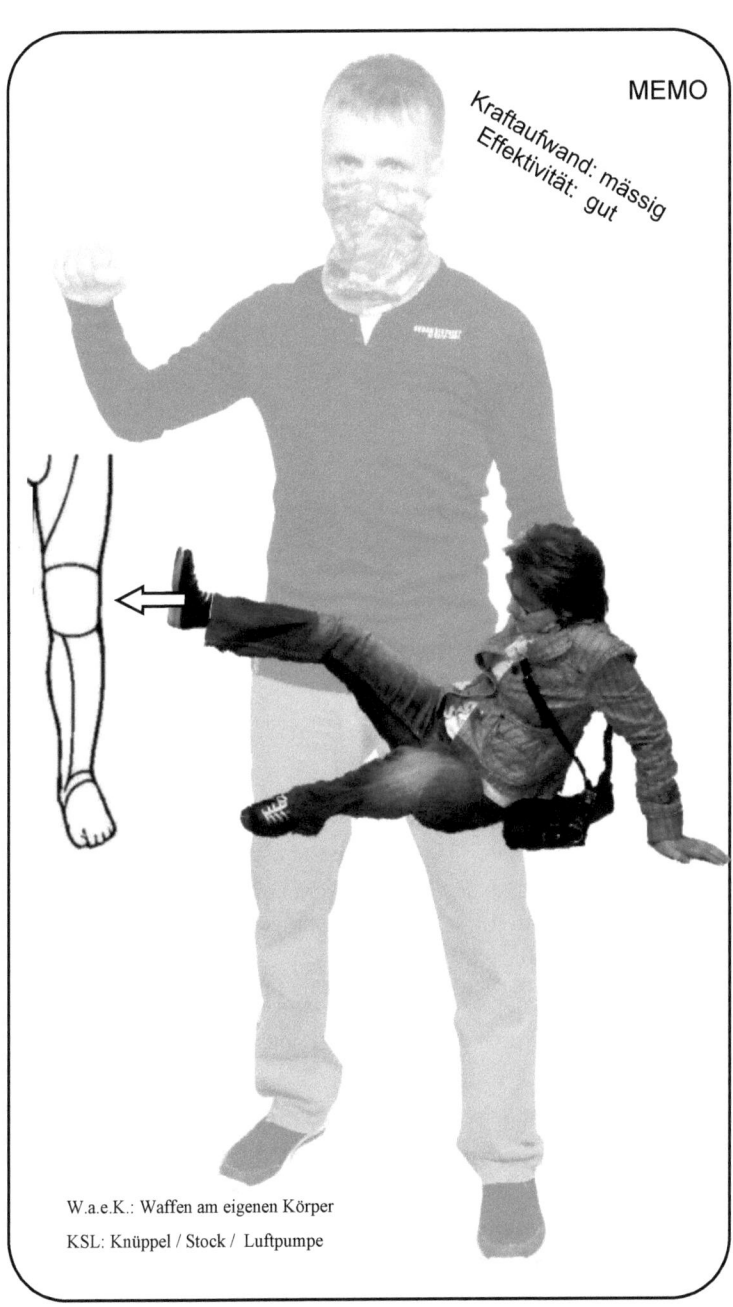

Kraftaufwand: mässig
Effektivität: gut

W.a.e.K.: Waffen am eigenen Körper

KSL: Knüppel / Stock / Luftpumpe

(6.36) SP – Kniegelenk II (frontal)

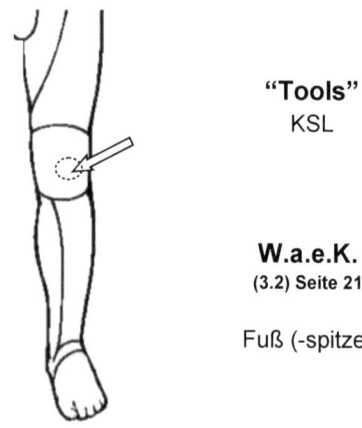

"Tools"
KSL

W.a.e.K.
(3.2) Seite 21

Fuß (-spitze)

Auswirkungen:

1. Instabilität
2. Prellung
3. Gelenkbruch

Informationen:

Der Angreifer zeigt uns, welche Position wir einnehmen müssen, um in Richtung frontales Kniegelenk zu treten. Immer die Verlängerung der Fußspitze anvisieren. Denn sie zeigt uns den richtigen Weg.

Findet nun ein gezielte Fußstoß ins frontale Kniegelenk statt, wird (wie schon beim Ellenbogengelenk) die Tür in falsche Richtung geöffnet. Also die „Einknickrichtung" findet entgegengesetzt, der Bewegungsrichtung des Knies, statt. Die Folge ist ein Gelenkbruch. Hierbei handelt es sich um eine irreparable Schädigung. Heilungsgrad liegt bei ca. 85%. Ein harter Knüppel-/Stockschlag hat identische zur Folge. Minimum: Bruch der Kniescheibe.

Fußstoß gegen das „frontale" Kniegelenk

Auftrefffläche

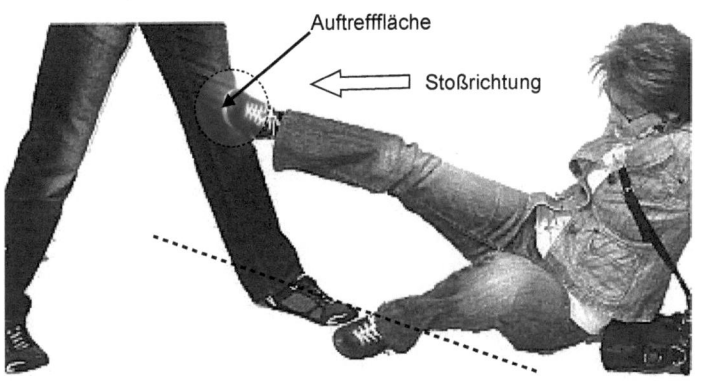

Stoßrichtung

MEMO

Kraftaufwand: gering
Effektivität: sehr gut

Achtung:

> *Ein Bruch des Kniegelenks hat eine irreparable Schädigung zur Folge.*

W.a.e.K.: Waffen am eigenen Körper

KSL: Knüppel / Stock / Luftpumpe

(6.37) SP- Schienbein (frontal)

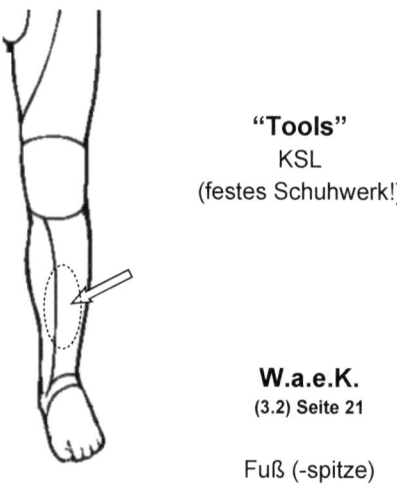

"Tools"
KSL
(festes Schuhwerk!)

W.a.e.K.
(3.2) Seite 21

Fuß (-spitze)

Auswirkungen:

1. stehender Schmerz
2. Übelkeit
3. Disbalance
4. Schienbeinbruch
5. Knochenabsplitterung

Informationen:

Schon wie beim Tritt ins frontale Kniegelenk, gibt uns der Angreifer die Richtung vor. Das Motto: über die Verlängerung der Fußspitze, dass Schienbein anvisieren. Mit der Fußspitze (immer die kleinste Auftrefffläche wählen: Kubotaneffekt) gegen das Schienbein treten. Der Schmerz wird den Angreifer dazu veranlassen, dass getroffene Bein hochzuheben. Beim Einsatz eines Schlagmittels (Knüppel) ist identisch zu verfahren. Hierbei ist ein Bruch bzw. Eine Knochenabsplitterung wahrscheinlich.

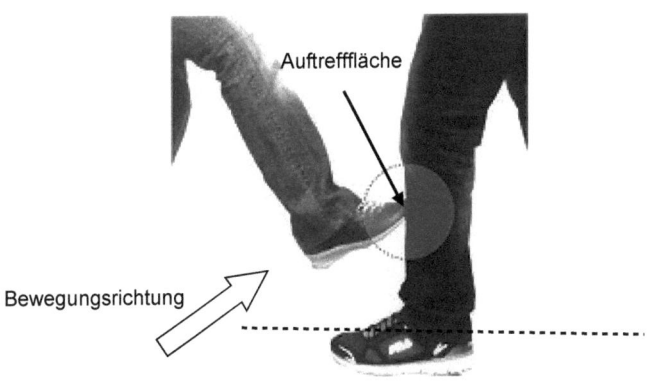

Auftrefffläche

Bewegungsrichtung

MEMO

Kraftaufwand: gering
Effektivität: sehr gut

Hinweis:

"Einen Baum fällt man immer vom Fuße an!"

Sofort gegen das Schienbein des Standbeins treten! Die Abwehrvariante ist stark abhängig vom eigenen Schuhwerk. Barfuß geht da gar nichts! Es würde die Gefahr des Bruchs der eigenen Zehen bestehen!
Je fester das Schuhwerk, desto effektiver ist der Schmerz. Dieser kann so stark sein, dass sich der Angreifer vor Übelkeit übergibt! Ein Gleichgewichtsprobleme hat er in jedem Fall. Seine Aufmerksamkeit (Blick) wird sich auf diese Position verlagern. Eine gute Chance, einen "Gegenschlag" einzuleiten.
Ein Stockschlag kann eine Knochenabsplitterungen bzw. ein Bruch des Schienbeins zur Folge haben!

W.a.e.K.: Waffen am eigenen Körper
KSL: Knüppel / Stock / Luftpumpe

(6.38) SP – Wade (hinten)

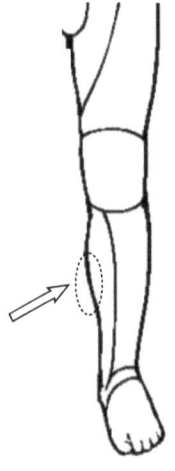

"Tools"
KSL
SzF
Feste Schuhe

W.a.e.K.
(3.2) Seite 21

Fuß (-spitze)
Fuß (-ferse)

Auswirkungen:

1. Muskelkrampfung
2. Bruch Wadenbein
3. Instabilität (Disbalance)
4. starker Schmerz
5. Übelkeit

Informationen:

Ein Tritt mit der Fußspitze (liegt der Angreifer am Boden, mit der Ferse vertikal) in die Waden, führt im normal Fall zu einer Verkrampfung der Muskulatur und „Gehunfähigeit". Fußballer dürfen diesen Effekt sehr genau kennen.
Ein harter Tritt (oder Stockschlag), kann zum Bruch des Wadenbeins führen. „Ergebnis": Starke Schmerzen (evtl. mit Übelkeit)
Weitere Auswirkungen: Instabilität, das Gehen und Laufen ist stark eingeschränkt bis unmöglich!

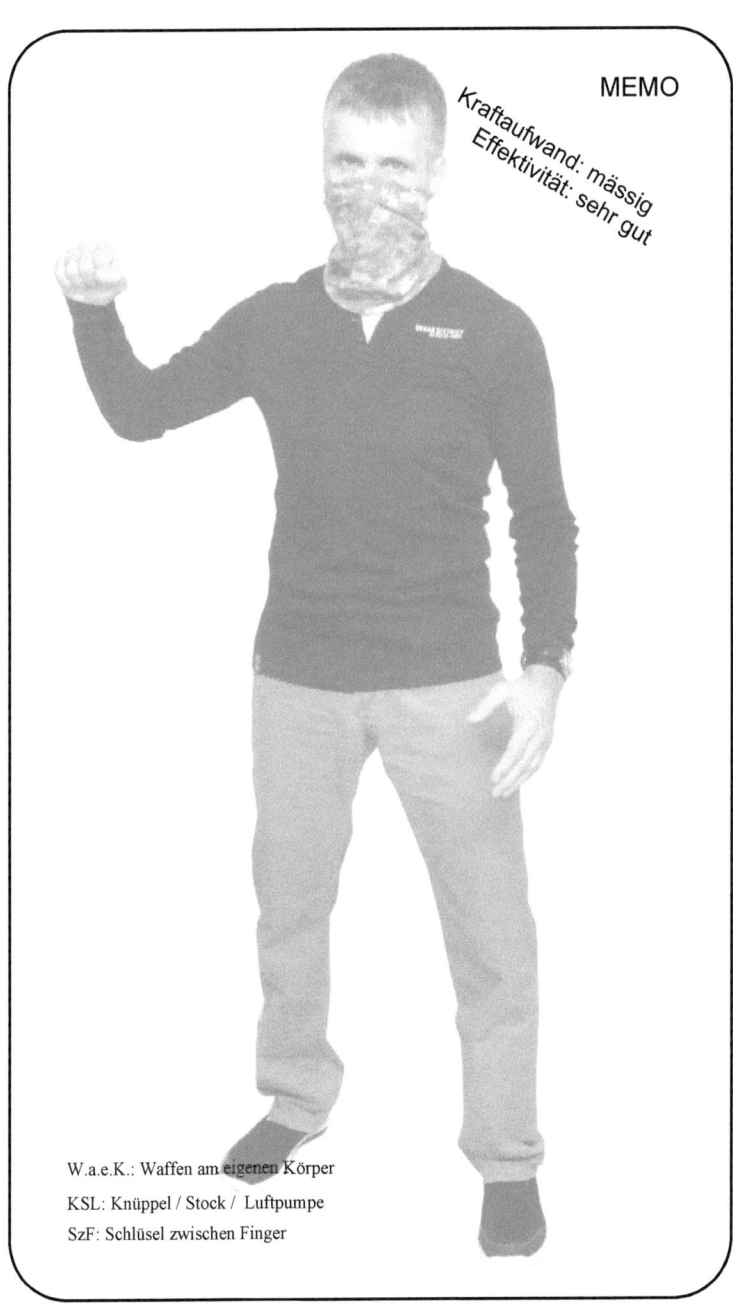

Kraftaufwand: mässig
Effektivität: sehr gut

W.a.e.K.: Waffen am eigenen Körper

KSL: Knüppel / Stock / Luftpumpe

SzF: Schlüsel zwischen Finger

(6.39) SP – Sprunggelenk

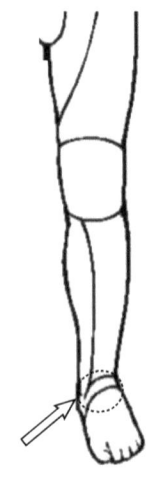

"Tools"
KSL

W.a.e.K.
(3.2) Seite 21

Fußhacken

Auswirkungen:

1. Destabilisierung des Gleichgewichts
2. stechender Schmerz
3. Gelenkbruch
4. Prellung

Informationen:

Ein Tritt in das seitliche Sprunggelenk (Innen) bewirkt eine Destabilisation im Bereich: Sprunggelenk. Dies hat ein Gleichgewichtsverlust zur Folge. Durch den Fußstoß ins Sprunggelenks, dem stechenden Schmerz und der in Bewegung gesetzten Körpermasse, wird der Angreifer über das Sprunggelenk seitlich einknicken.

TIPP: Schweres Schuhwerk begünstigt diese Aktion!

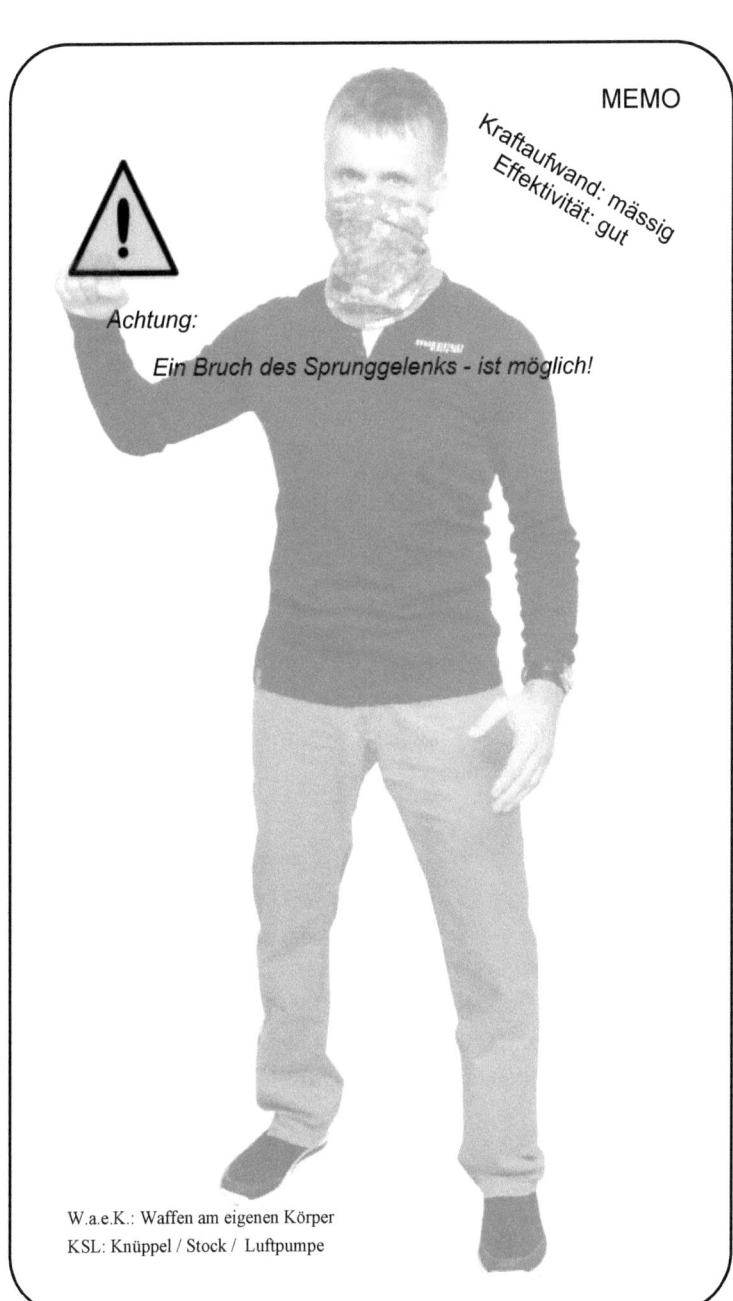

Kraftaufwand: mässig
Effektivität: gut

Achtung:

Ein Bruch des Sprunggelenks - ist möglich!

W.a.e.K.: Waffen am eigenen Körper
KSL: Knüppel / Stock / Luftpumpe

(6.40) SP – Fußspann

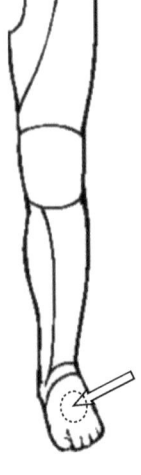

"Tools"
Feste Schuhe
Stein
(schwerer Gegenstand)

W.a.e.K.
(3.2) Seite 21

Fuß / Hacken

Auswirkungen:

1. Bruch des Mittelfußes
2. Starke Prellung

Informationen:

Ein fester Tritt mit dem Hacken auf den Fußspann erzeugt eine schmerzende Prellung. Mit festem Schuhwerk kann es sogar zum Bruch des Mittelfußes kommen. Hierbei kommt der sogenannte "Kubotaneffekt" zum Einsatz. (Siehe nächste Seite)

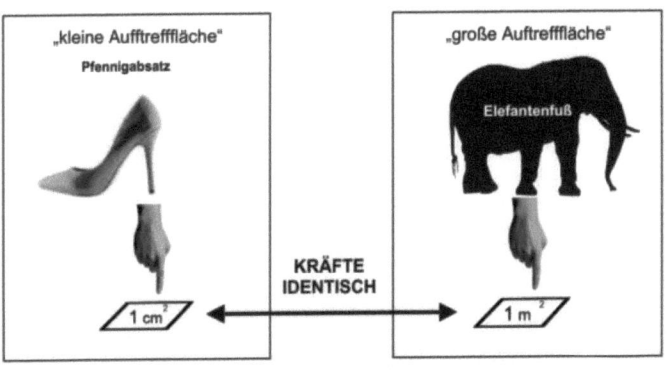

Achtung:

Mit Stöckelabsatz (bei den Damen) ist eine "Lochung" des Fußes (SP-Spann) wahrscheinlich!

W.a.e.K.: Waffen am eigenen Körper

(6.41) SP – Achillessehne

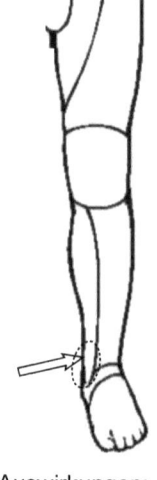

"Tools"
Feste Schuhe
KSL

W.a.e.K.
(3.2) Seite 21

Fuß (-spitze)
Hacken

Auswirkungen:

1. Starker Schmerz
2. Starke Prellung
3. Gehunfähigkeit
4. Riss der Sehne

Informationen:

Ein fester Tritt mit der Schuhspitze oder dem Hacken gegen
die Achillessehne (Fersenbereich) erzeugt eine schmerzende
Prellung.
Dem Angreifer wird das Gehen und Laufen schwerfallen. Durch
einen Tritt mit festem Schuhwerk kann es sogar zum Riss der
Sehne kommen. Diese ist gespannt wie ein Gummiband und
zieht sich bei einem Riss bis ca. zum Knie zurück.

Ein Stockschlag hat identische Auswirkungen!

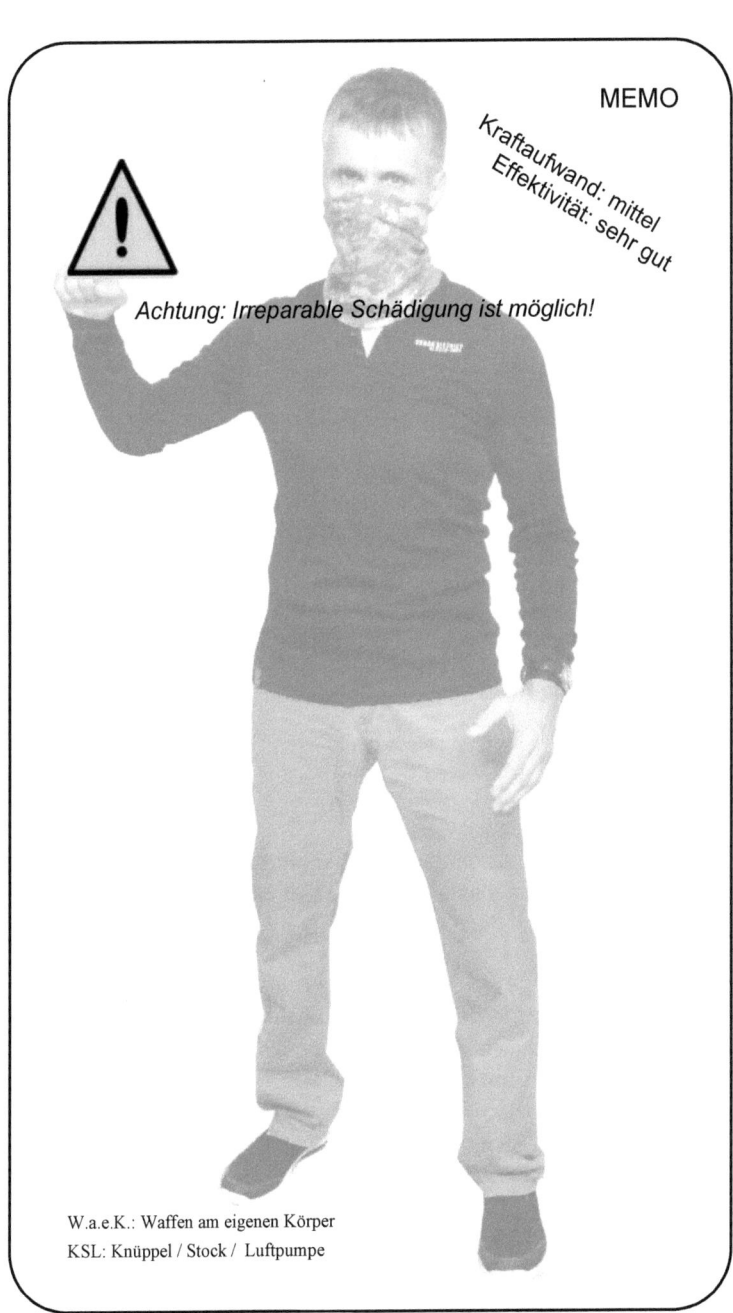

Kraftaufwand: mittel
Effektivität: sehr gut

Achtung: Irreparable Schädigung ist möglich!

W.a.e.K.: Waffen am eigenen Körper
KSL: Knüppel / Stock / Luftpumpe

(7) Tipps & Tricks

I. Nutzen des „unbewusstes Verhalten" des Angreifers

      Die 6 Regeln beim Besuch einer „dunklen" Kneipe

Nr. 1   Sicherung deiner Rückzugsmöglichkeiten!

Nr. 2   „Gefahrenspender", Personen, die auf Stunk aus sind, fokussieren und entsprechend ausweichen.

Nr. 3   Bestell Dir ein Bier und geniesse es.

Nr. 4   Wirst du von einem dieser Gestalten angepöbelt und dir Schläge angedroht, dann fixiere diesen mit deinem Blicken, lächle ihn freundlich an.

Nr. 5   Lass dein Bierglas aus der Hand fallen! Beim Aufschlag des Glases, inklusive Füllung, wird der Blick des Angreifers unbewusst in Richtung Boden gehen.

Nr. 6   Nutze diesen Moment zum Gegenschlag!

II. Schauspielerische Talente nutzen

    (1) Während einer Eskalation könnte man seinem „Peiniger" einen, Schwächeanfall, Übelkeit, Magenkrämpfe oder gar einen Herinfarkt vorgaukeln.

       Man möge sich vorstellen, wie man selber reagiert, wenn Du anstelle des Angreifers bist und eine „Zielperson" vor Dir stehen hast, diese plötzlich sich vor „Schmerzen" sich krümmt   und in die Knie geht! … und dann überraschender Weise einen vertikalen Hammerschlag, von unten nach oben, in Richtung Deiner Weichteile justiert! Ich denke, da würdest Du aber ganz dumm aus der Wäsche gucken!?

       Also, falls Du schauspielerischen Qualitäten hast, nutze diese gnadenlos aus! Denn merke, der Angreifer kennt keine Gnade!

III. „Adrenalin": Ein Angriff steht bevor!

(1) Steht eine aggressive Person vor Dir und beginnt die Schultern links und rechts anzuheben, in einem nervösen Rhythmus, dann kannst Du davon ausgehen, dass dieser kurz vor dem Platzen ist. Die „Zuckungen" sind ein Zeichen dafür, dass Adrenalin in die Adern dieser Person gepumpt wird und das die „Kampfbereitschaft" aufgebaut wird.

(2) Identisch mit dem Anzeichen, wenn diese Person seine Arme lang am Körper herunterhängen lässt und nervös mit den Fingern oder mit den Handflächen gegen die seitlichen Oberschenkel tippt.

VI. Weitere Anzeichen für einen bevorstehenden Angriff

(1) Hat der Angreifer eine Waffe, die er auch einstetzen will, in seiner Hosen- oder Jackentasche, wird er diese Gegenstände instinktiv mit seiner Hand abtasten. Dieser Kontrolleffekt ist uns zeitweise auch bekannt, wenn man durch Abtasten der Hosen- oder Jackentasche, seinen Schlüssel oder das Handy sucht. Findet dieser Kontrolleffekt beim Angreifer statt, steht der Angriff bevor.

(2) Auch das Ablegen einer Jacke, Hut, Brille etc. kann ein Zeichen dafür sein, dass ein Angriff bevorsteht.

(8) Schlusswort

Wie man unschwer erkennen konnte, haben es manche Abwehr-
methoden in sich. Ich empfehle die Anwendung, welche mit dem
Zeichen:

ACHTUNG und TOTENKOPF

 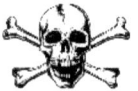

Gekennzeichnet sind, mit Bedacht einzusetzen. Sicherlich ist das
abhängig davon, innerhalb welcher Gefährdungssituation Du Dich
befindest!? Bei einer Belästigung ("Grabschen", Festhalten, Um-
klammerung etc.) sollte man entsprechend angepasste Schmerzpunkte wählen. So wird sichergestellt, dass die Verhältnismässig-
keiten der Mittel (§32) eingehalten werden, und eine evtl. Anzeige
wegen Körperverletzung ausbleibt. Sagt das Bauchgefühl (auf
welches man sich in jedem Fall verlassen sollte): Gefahr in Verzug!
Gesundheit oder sogar Leben! ist in Gefahr, dann sollte man den
„härtesten Grad" einer Abwehr wählen.

Sich alle aufgelisteten Schmerzpunkte zu merken, wäre unvorteilhaft.
Mein Tipp, sucht Euch Eure Favoriten heraus, mit denen Ihr am
besten klarkommt und markiert sie in diesem Handbuch. Seht Euch
Eure Favoriten regelmässig an und macht Euch Notizen über neue
Erkenntnisse oder ergänzende Informationen und Ideen. So werden
sich die Inhalte, speziell Eure „Favoriten", in Eurem Gedächtnis
„einbrennen".

„Das Beste ist, wenn die Inhalte dieses Handbuches
niemals zum Einsatz kommen!"

Wolfgang Meyer

(9) Die wichtigsten Schmerzpunkte im Überblick

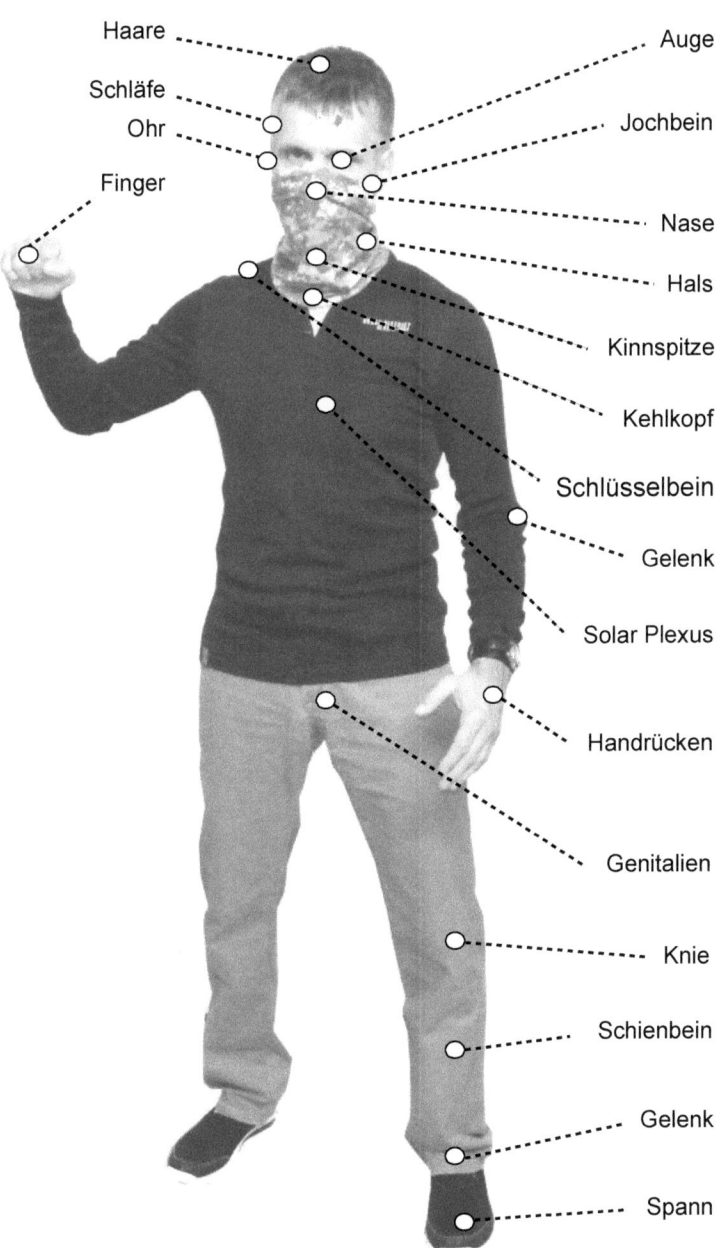

Haare

Schläfe

Ohr

Finger

Auge

Jochbein

Nase

Hals

Kinnspitze

Kehlkopf

Schlüsselbein

Gelenk

Solar Plexus

Handrücken

Genitalien

Knie

Schienbein

Gelenk

Spann

Weitere Bücher der

EMERGENCY HELP - NOTWEHR Reihe

von Wolfgang Meyer

Verlag: Books on Demand

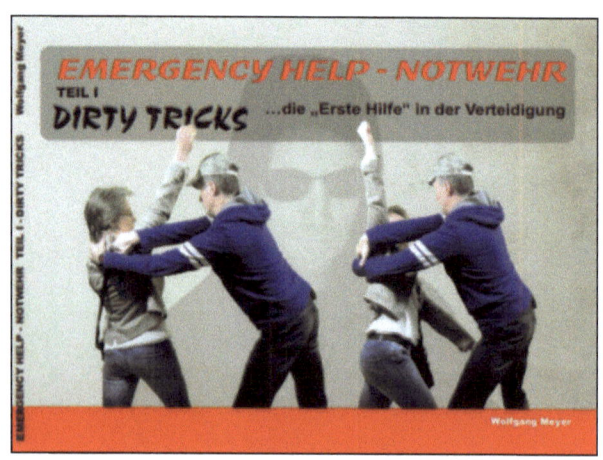

ISBN - 13: 978-3-7431-2868-2

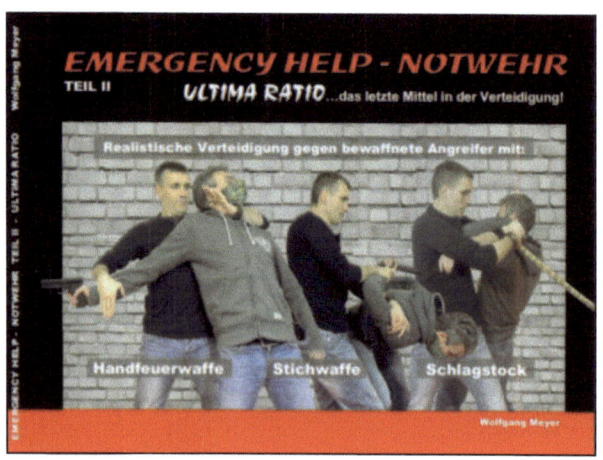

ISBN - 13: 978-3-7431-0414-3

Das Buch zum Kampfsport: A. F. KICKBOXING

von Wolfgang Meyer

Verlag: Books on Demand

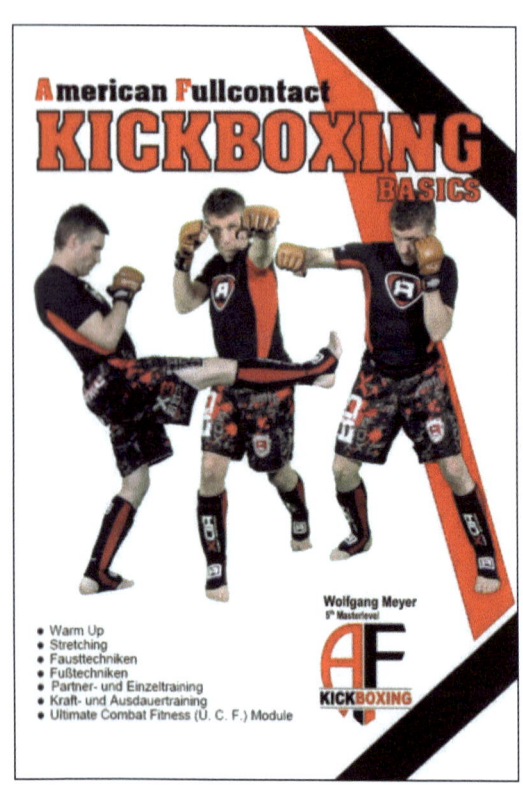

American Fullcontact
KICKBOXING
BASICS

- Warm Up
- Stretching
- Fausttechniken
- Fußtechniken
- Partner- und Einzeltraining
- Kraft- und Ausdauertraining
- Ultimate Combat Fitness (U. C. F.) Module

Wolfgang Meyer
5th Masterlevel

AF
KICKBOXING

ISBN - 13: 978-3-7431-9278-2

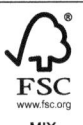